折れない心を育てる

自衛隊式 メンタルトレーニング

元陸上自衛隊東部方面総監
渡部悦和
×
元陸上自衛隊衛生学校心理教官
下園壮太

ワニ・プラス

はじめに

渡部悦和

心の健康と体の健康

私は現在六十八歳で、明らかに人生の折り返し地点を過ぎました。この六十八年間を振り返ると、「人間には心と体があり、人が健康であるためには心の健康と体の健康を保つことが大切である」ことを痛感しています。私が三十六年間勤務した自衛隊は、体の健康については、我が国でトップクラスの優れた組織だと思います。しかし、心の健康になると、解決すべき多くの問題を抱えていると言わざるを得ません。

私は、「強さ」と「しなやかさ」を兼ね備えた「強靭」という言葉を気に入っています。現役自衛官のときには、「自衛隊は強靭な組織、自衛官は強靭な個人であるべきだ」と主張していました。難しかったのは「強靭な個人」の育成でした。自衛隊といえども日本社会の縮図です。日本社会が抱える「心の健康」の問題は自衛隊にも厳然として存在します。私は幹部自衛官として、指揮官（小隊長、中隊長、連隊長、師団長、方面総監）を経験しました。多くの部下と接する中で、彼らが程度の差こそあれ心の問題を抱えているのを認識しました。「心の健康を害した人たちをいかにして健康な状態に回復してもらうか」は、私にとって大きな課題でした。

本書は、私と下園壮太さんとの対談から生まれたものです。初めて下園さんのことを知ったのは、私が陸上幕僚副長の時でした。下園さんは現職の自衛官でありながら、すでに「心の健康」に関する多くの本を出版していたのですが、彼の本を何冊か読んでびっくりしました。彼が心の問題を抱える自衛官に対する処方箋を持っていることが明らかだったからです。その頃、東日本大震災が発生し、災害派遣に参加した隊員のストレスコントロールの分野で活躍してくれたのが下園さんです。彼は、著書に書いた処方箋を未曽有の大災害に際して実践したのです。

その後、私が東部方面総監のとき、下園さんを教官として自衛隊で初めての試み「方面隊レベルでのメンタルトレーニング」を実施しました。下園さんがそのときの成果を本書に紹介していますのでぜひ読んでいただきたいと思います。

心の健康のための「自分だけの物語」

本書の内容を戦略、作戦、戦術に分けると、私が戦略の部分を担当し、下園さんがメンタルケアの具体的な処方箋である作戦、戦術を担当するという役割分担になっています。

メンタルケアにおける戦略とは、人生観や死生観などの哲学や信念に関係する分野を意味します。私の経験によると、明確で健全な人生観や死生観は、心の諸問題に対する抑止力になります。

私たちの人生において、ただ一つ確実なことがあります。それは、「人は生まれたその瞬間から、いつかは死ぬことが運命づけられた存在である」ということです。悠久なる時の流れの中で、私たちの人生はほんの一瞬です。その一瞬を生きる目的は何か、短い人生をいかに生きるべきか？　私は、この本質的な問いに対する自分なりの結論を求めてきました。到達した結論は、「人は成長するために生まれてきた」というものです。

人生は、まさに自分を成長させる教室であり道場です。生まれてから死ぬまで、常に無限に進化し続けていくこと、それが私のモットーである「進化無限」につながります。さらに踏み込んで言えば、「人は成長するために、自らの人生に自らが越えなければいけない様々なハードルを設定した。そのハードルは努力すれば越えられるハードルである」、つまり「私たちが人生において遭遇する艱難辛苦《かんなんしんく》は自分が設定したものであり、他の誰かが設定したものではない」という信念です。これを今回の下園さんとの対談において「物語（ナラティブ）」と呼ぶことにしました。この物語は渡部の物語であり、他の誰にも強要するものではありませんが、私はこの物語により、今まで「心の健康」を保ってきたのです。

もう一つは「死生観」です。戦国時代の武士や旧軍の軍人にとって、死生観は重要なテーマでした。いかに生き、いかに死んでいくかというテーマは人生観とも密接な関係があります。私は死生観についても自分の「物語」を持っています。それは「輪廻転生《りんねてんせい》を認める」ということです。東日本大震災のときに多くの幼い子供たちが亡くなっていきました。私は当時「幼くして亡くなった子供たちの生きる意味は何だったのか。これではあまりにも可哀想ではないか」と自問自答していました。そして出したのは「幼くして亡くなった子供たちは、やがて生まれ変わって新たな人生を歩むことができる」という結論であり、この結論に私は救われました。「人は死んでしまえば、それですべてはおしまい」という物語には希望がありません。「人は肉体的に死んでしまっても、魂はあの世で生きている」という物語は、私の死に対する恐怖をなくし、私を救いました。人類の歴史の中で輪廻転生を信じる多くの人たちがいたことは事実です。これは私の個人的な物語なので誰にも強要しませんが、この「物語」は私の「心の健康」を支えている重要な要素なのです。

下園さんと対談して得られた結論の一つは「メンタルは筋肉のようには鍛えられないし、元気なときにしか整えられない」ということです。試練に遭遇し、メンタルが厳しい状態になってからメンタルを鍛えようとしても、それは困難なのです。では、元気なときにメンタルを整える有力な方法は何かと言えば、自分自身のメンタルを支える「物語」を、自ら確立することです。

心の健康を支える簡単なメソッドは「歩くこと」

私は、何か問題に直面したときには必ずウォーキングをします。私にとっては歩くことが最もてっとり早く、しかも効果に関するエビデンスのあるメンタルコントロールの手段だからです。

歩きながら空を見上げていますと、無限の空間を感じます。昼間であれば青い空が見え、夜であれば美しい星空が見えます。青い空や星空を見ていますと、癒やされますし、勇気が湧いてきますし、希望が芽生えてきて、よし頑張ろうという気になります。そして、宇宙から見れば私を悩ませている問題など取るに足らないものだと思えてきます。

生きていると苦しいこともあります。それが人生というものです。私の六十八年間の半生の教訓として、いかに苦しい状況にあっても、希望がある限り、苦しみに対する解決策は必ずあるし、私たちにはそれを見つける能力があります。私は歩きながら、「明けない暗闇はない」「やまない雨はない。嵐はいつか去る」と希望を持ち続けました。いかなる状況下でも希望を失うことなく、若々しく前進したいものです。

「人は人　吾は吾れ也　とにかくに　吾が行く道を　吾は行くなり」。これは哲学者の西田幾多郎が詠んだ歌だそうです。この歌のように、すべての人はそれぞれ無二の人生を歩んでいます。そしてその人生は誰の責任でもなく、自分がつくりあげたものです。自分自身の「物語」を支えにして、自らの人生を歩んでいけばいいのだと思います。

本来ならばもう少し早く下園さんとの共著を出したいと思っていたのですが、最終的に私の背中を押したのはロシア・ウクライナ戦争でした。ロシアに侵略されて犠牲になった多くのウクライナの人々が、惨事におけるストレスコントロールの問題に直面していることを知りました。今日のウクライナの惨事が明日の日本の惨事になる可能性はあり、そのときに日本人はいかなる惨事のストレスコントロールをするのかが問われます。

本書は自衛隊で勤務した二人の本ですが、自衛隊とはまったく関係のない方々のニーズにも十分応えられる内容になっていると確信しています。
最後になりましたが、本書をまとめてくれたのは才能豊かな二人の女性、ライターの梶原麻衣子さんと編集長の小幡恵さんです。彼女たちの感性がなければ本書は完成していません。改めて感謝したいと思います。

二〇二三年秋　川越にて

執筆者を代表して　渡部悦和

CONTENTS

CONTENTS

第3章 「落ちにくいメンタル」を身につけるための実践 下園壮太

CONTENTS

第4章 リーダーのメンタルを支える「人生観」「死生観」をどう養うか　渡部悦和

CONTENTS

第1章

自衛隊の現場で行われるメンタルケア

渡部悦和×下園壮太

24～25歳で30人の部下を持つ幹部自衛官の「悩み」

渡部　私が陸上自衛隊の幹部、指揮官として多くの部下を抱えるうえで、常に頭を悩ませてきたことが「隊員たちが抱える様々な悩みに対して、指揮官としてどう対処すべきか」ということでした。

幹部候補生として自衛隊に入隊する場合、大学卒業後に幹部学校に入校し、その後、幹部（3尉以上を幹部と呼ぶ）として自衛隊に配属されることになります。大卒後約1年、幹部学校で学んだ場合はまだ24～25歳ですが、早くもその時点で30人ほどの部下を抱えることになります。まだ自分自身の悩みも迷いも抱えたまま「幹部」となるのです。部下の中には、自分の父親と同じくらい年長の部下もいれば、高校を出てすぐの部下もいたりする。彼らが抱える悩みはまさに千差万別で、職場での悩みを抱えているだけでなく、家族関係や金銭問題、性や生き方そのものに悩んでいる隊員も少なくありません。

誰もが人知れず様々な悩みを抱えて生活し、自衛隊に勤務している。部下が適切に任務を果たせるよう、指揮をとらなければならない指揮官としては、部下の心身をいかに健康な状態に保って、与えられた任務を全うするか、という課題に向き合わざるを得ません。

そのためには、隊員たちが抱える悩みをいかに解決し得るのか、ということまで常に考える必要があります。そうでなければ、部隊としてまとまりがなくなるし、隊員の家族まで不幸に巻き込まれることになりかねないからです。

これは私にとっての大きな課題になりました。当然ながら心理学や哲学書、文学や自己啓発書も読み漁《あさ》り、折に触れて自分が学んだことや心がけを連隊長、師団長、総監とその時々の立場で部下に伝えてきました。メンタル管理の一助としてほしかったからです。

私自身のこうした関心から、自衛隊初のメンタル教官として勤務された下園さんと、ぜひ対談したいと考えました。

下園　渡部さんとは10年ほど前、一緒に、部隊でメンタル強化などの実践訓練を担当させていただきました。

メソッドをつくり「訓練」して、ストレス対処法を身につける

渡部　陸上自衛隊東部方面総監を務めていたときに、私の一存でメンタルヘルス（心の健

康）訓練を実施することにしたのです。ほとんどの幹部自衛官は、当時も今も部下のメンタルヘルスの必要性を強く感じていて、さらに自身のメンタルヘルスについても、そのあるべきかたちについて考えています。けれど、**そもそもメンタルケアというのは、「なるべく部下の相談に乗る」とか「飲み会で話を聞いて励ます」という程度のことだけで解決できる問題ではありません。何とか、システムとして、こうしたメンタルヘルスのメソッドをつくりあげ、隊内で実践し続けることが必要だと考えたのです。**

そのとき、教官を務めてくれたのが下園さんでした。このメソッドはあとからご紹介しますが、隊員たちには非常に大きなインパクトを与えたと思っています。

自衛隊員は普段から、一般の企業で働く人以上に、肉体的にも精神的にも強いストレス下で過ごしていますが、そのストレスに適切に対処するための具体的な方法を誰も知りません。しかも、自身がストレスを感じていること自体に気づかないことが多いのです。そもそも「メンタルヘルス」とはどういうものなのか、心の「健全性」を保つためにはどうすればいいのか、健全さが崩れそうになったときにはどうすればいいのか、崩れたときにはどんなことが起きるのか、といったことを論理的に理解し、対処法をきちんと知った上で、それを訓練によって習慣化して、有事にはもちろん、日常から**「予防」として生かせるストレス対処法**をマスターすることを目指しました。

下園　そもそも、自衛隊という組織は、一般的な組織や企業よりも、「訓練」がとても得意な組織なんですよ（笑）。訓練を開始して間もなく、多くの隊員が「発見が多くあり、心が軽くなったような気がする」とか「酒がなくても眠れるようになった」というような感想を寄せてくれました。

ただ一方で、「これを自衛隊全体にどのように普及させるべきか」と考えてくれる幹部が多いとは言えませんでした。とりあえず一度はやってみるものの、なかなか続かないという面もあります。「メンタルケアが大事だ」と言う幹部はいても、渡部さんほど、その重要性を理解し、さらに実践してくれる指揮官は実際には多くありませんから、トップが代わるとなかなか大きな組織全体に浸透しません。

渡部　本来、指揮官の立場にある人間は、部下の悩みやメンタルに気を使う必要があるのはもちろん、自分自身のメンタルも安定していなければなりません。いざというとき、指揮官は絶対にパニックに陥るわけにはいかないからです。もっと言えば、人生観や死生観も持っているべきだというのが私の考えです。

簡単なことを習慣化して続けることがメンタルダウンの予防になる

下園　私は防衛大学校出身、渡部さんは東京大学出身という違った経路から自衛隊の幹部になっています。その違いはあるのですが、いずれにしても大学を出てすぐに「年上で、自分よりも自衛隊在職経験の長い部下」を持つことになる。そこでみんな、頭を悩ませることになります。まだ人間として不十分な自分が、人を率いなければならないという試練に直面するからです。

その時に、やはり渡部さんのように、自発的に哲学や心理学を勉強する人も多い。しかし、これも本書を通じてのテーマになりますが、自衛隊の幹部の中でも渡部さんほど、文学や書物で学んだことを、ちゃんと「自分のもの」にしている人はなかなかいません。自分で学ぼうとした渡部さんだからこそ、組織としてのメンタルケアの必要性も痛感されていたのではないかと思います。

渡部　本来指揮官こそ、まず自らの、そして部下のメンタルヘルスを管理できる達人であるべきだという思いは入隊した当初から持っていました。だからこそ、総監になったときに、部隊でメンタルの訓練をシステムとして行うことを下園さんに提案させていただきました。
私にとっては「部隊実験」の一環でもありました。実際にやることの一つ一つは、行軍とか射撃とか体力増強トレーニングなどとはまったく違い、まずは挨拶だったり、笑顔だったり、深呼吸だったりと、普段から非常に厳しい訓練を課されてきた自衛官にとっては、あまりにもラクで簡単なことで、「こんなこと誰でもできる」というようなものです。けれど、これを毎日繰り返す「習慣化」こそが重要なのだと考えていました。

習慣化し、完全に自分のものにすることでこそ、自分の悩みを解消したり、ダウンしかかったメンタルを押しとどめ、回復することができる。それが私の信念だったんですが、組織の中で難しいのは、トップが代わってもそれが続くかどうかという点です。

下園　まさにそこなんですよね。誰しも「メンタル管理は大事だ」と口では言うんです。しかし、継続的な実践が伴わない。これは一般企業でも教育現場であっても、同じ課題だと思います。たとえば不幸にも組織内で自殺者が出た、など大きな問題が起きた直後にはそれを契機として「対策案」が提案され、実践されるのですが、日常的に予防を含めたメンタルのケアを実践し続けることは簡単ではありません。

「君たちは、ちょっと狂った人になりなさい」

自衛官、それも指揮官の立場の人間は、人を動かさなければなりません。しかも、時には死に向かうような任務すら命じなければならない。だから部下個人の人間性についてもよく知る必要があるし、ましてや自分自身のメンタルが安定していなければならないんです。

幹部候補生学校にいた頃、佐々淳行《さっさあつゆき》さん（元警察・防衛官僚／初代内閣官房安全保障室長）の講演を聞いたことがあります。そのときに驚いたのは、佐々さんが「君たちは、ちょっと狂った人になりなさい」と言ったことです。**「普通は危険なことからは逃げるのが人間。しかし君たちは、危険に飛び込んでいかなければならない。異常だよね。いわば狂人にならなければいけないんだ」**と仰っていたのが、実に印象的でした。

実際確かにそうですよね。災害にしても戦闘にしても、自衛官はその中に身を置かなければならないし、自分や部隊が任務を遂行できるよう、判断能力を持ち続けなければならない。何より自衛隊は入隊時に「事に臨んでは危険を顧みず、身をもって責務の完遂に務め……」と服務の宣誓を行っています。

服務の宣誓及び倫理行動規準より

【宣誓】

私は、我が国の平和と独立を守る自衛隊の使命を自覚し、日本国憲法及び法令を遵守し、一致団結、厳正な規律を保持し、常に徳操を養い、人格を尊重し、心身を鍛え、技能を磨き、政治的活動に関与せず、強い責任感をもつて専心職務の遂行に当たり、事に臨んでは危険を顧みず、身をもつて責務の完遂に務め、もつて国民の負託にこたえることを誓います。

（自衛隊法施行規則第39条）

【倫理行動規準】

自衛隊員は、自衛隊員としての誇りを持ち、かつ、その使命を自覚し、第1号から第3号までに掲げる倫理法第3条の倫理原則とともに第4号及び第5号に掲げる事項をその職務に係る倫理の保持を図るために遵守すべき規準として、行動しなければならない。

1 自衛隊員は、国民全体の奉仕者であることを自覚し、常に公正な職務の執行にあたること。

2 自衛隊員は、常に公私の別を明らかにし、いやしくもその職務や地位を自らや自らの属する組織のための私的利益のために用いてはならないこと。

3 自衛隊員は、法律により与えられた権限の行使に当たっては、当該権限の行使の対象となる者からの贈与等を受けること等の国民の疑惑や不信を招くような行為をしてはならないこと。

4 自衛隊員は、職務の遂行に当たっては、身をもって責務の完遂に努め、国民の負託にこたえることを期すること。

5 自衛隊員は、職務に従事していない場合においても、自らの行動が公務の信用に影響を与えることを常に認識して行動しなければならないこと。

（自衛隊員倫理規程第1条）

「キツい」からこそ自衛隊に備わっているストレス回避の仕組み

下園　本来、自衛隊という組織は戦場を意識してつくられた組織ですから、ストレス対処においても、本来様々な工夫が凝らされています。世間一般からは「自衛隊はブラックだ」「メンタルの強い人しかいない前提の組織」「メンタルケアなどろくに行っていない」といったイメージがあると思いますが、実際にはストレス回避のための様々な仕組みや工夫が凝らされています。そうでなければ、過酷な任務には対応できないし、組織としての力が下がるわけですから、実際には海外の軍隊も、日本の自衛隊も非常にメンタルケアについてはきちんとした方法論を持っています。

また、自衛隊には「キツい」と思われがちな演習もあります。実際、キツいのは事実なのですが、**仲間全員が同じストレスにさらされているため、「自分だけがつらいわけではない」**のです。もちろん演習となれば体力も神経も使いますが、仲間と体験が共有できているので、外から見るほどつらくはないのです。たったひとりでやったら絶対にできないようなことでも、同じことを仲間といっしょにやればどうにか乗り越えることもできるのです。

その点、個人の成果が問われる民間とは、そもそもの条件が違います。もちろん、有事には民間の何倍もの負荷がかかります。しかし、だからこそ、強烈なストレスにさらされる戦場の状況からさかのぼったシステムが構築されている。その中に、民間でも使える発想やアイデアもあるはずだと考えています。

渡部 自衛隊のような組織で必要とされるメンタルケアの手法は、当然ながら民間組織や社会で生活する多くの人に応用可能なのではないでしょうか。

自衛隊という組織は特殊なようでいて、実は一般社会の縮図でもあると思っています。日本中のあらゆるところから、あらゆる境遇下で人生を過ごしてきた人たちが入隊してきますから。

下園 自衛隊を退官して、自衛官ばかりではなく、民間の様々なメンタルに悩む人たちのお話を聞き、カウンセリングに携わっていると、むしろ個人のノルマや成績、売り上げが厳しく問われ、昇進はもとより進退にも影響する民間企業のほうが、自衛隊よりずっと厳しい状況にあるのではないか、と思うことさえもあります。

ただ、自衛隊が違うのは「戦場で任務を果たすこと」を想定してつくられ、訓練を含めた日頃の職務を常に遂行し続けている組織だという点です。それでも実際には戦場を経験したことがないため、**「いざというとき、隊員たちのメンタルは本当に大丈夫なのか」**という思いは、私にも以前からありました。

仲間から戦死者が出る、時には敵を殺さなければいけない、など、究極の状況では精神的負荷がかかるのは間違いありません。

災害派遣であっても、当然命がけになる事態は少なくありませんし、多くの死者を目にすることもありますが、「戦争」となったら、現場で隊員たちにかかるストレスの大きさは想像を超えるものになるでしょう。

こうした思いも強く、私自身も自衛官が遭遇する様々なストレスにきちんと対処できるようなシステムをつくりたいと思ったのです。自衛隊は日頃、有事に備えて訓練を行っている組織ですから、メンタルに関しても、日常から訓練しておけば有事に備えられるのではないか、と。

メンタルケアに宗教の力を借りられない自衛隊

渡部　他国の軍隊では、人の生死を左右する立場になることで生じる苦悩については、宗教が支えています。特にアメリカでは、軍組織の中にキリスト教の牧師だけでなく、仏教やイスラム教のチャプレン（聖職者）がいます。

下園　米軍は実際に戦っている軍隊ですから、特にメンタルケアについてもシステム化されており、精神科医と人事部と牧師がそれぞれの側面から、兵士のメンタルをケアしています。普通科や施設科などと同様に、牧師もひとつの職種として存在しているほどです。

渡部　人間の心の問題へのアプローチは、心理学や精神医学など様々な方法がありますが、根本には信念や人生観、哲学や宗教が大きな割合を占めています。米軍はそれを理解した上で、チャプレンを組織として持ち、人材も確保しているのです。

しかし日本の場合は、「戦って勝つべき組織」としてのありようは他国の軍隊と同じでも、それを宗教が支えるという仕組みや発想はありません。

組織としての強さ、そして組織を構成する個人の強さが必要であり、個人の強さを保つためには、隊員個人の体と心の健康、両方を見なければなりませんが、その際に、米軍のようにチャプレンが隊員のメンタルケアを統括するというのは、組織のあり方からしてもきわめて合理的です。

しかし、自衛隊では宗教の話をすることはできません。「心と体を大事に」「精神修養、人生観を育てなさい」とそこまでは自衛隊でも話ができるのですが、宗教的なものには触れることができない。そこが他国と比べると非常に大きなネックになるところで、自衛隊の「弱さ」とも言えます。

下園　米軍に限らず、軍隊はそもそも「戦場」から派生していますから、戦場という「現場」がうまくいくような工夫が凝らされています。

軍隊では戦場で精神的な変調をきたす現象について、第一次世界大戦あたりから特に問題視されるようになりました。当時は「戦争神経症」と呼ばれていましたが、平時とは違う状況下に置かれることで、不眠やうつ状態に陥り、全く別人のようになってしまう、という「症状」が多発したのです。

実はこの問題は古くから存在し、基本は、兵士は勇敢でなければならない、英雄でなければならないと士気を鼓舞していましたが、やはり戦場では勇敢な兵士もいれば、戦線を離脱してしまう兵士もいる。全員を戦争に駆り立てるために、時には暴力まで使い、スパルタ方式で兵士たちを鍛え上げようとしてきたわけです。

つまり、心に対するケアの概念がなかった時代には、いわゆる戦争神経症になってもスパルタ的な対応しかなく、「とにかく頑張れ」とハッパをかけるだけだった。「少し様子がおかしくなっているぞ」と分かっていても、そのまま戦い続けさせることが多かったのです。

第一次大戦の頃から、ようやく精神医学というものが軍隊でも認知されるようになり、もしかしたら**「戦地に長くいれば、どれほど屈強な兵士でも精神が破綻する」**のではないかと考えられるようになりました。そこで「戦争神経症」という診断名が用いられるようになったのですが、兵士にとって、神経症というのは、若いお嬢さんのなる病気という印象が強く、その診断名では受診などしなかったのです。そこで軍隊では、試行錯誤の結果、「戦闘疲労」という名称が使われるようになりました。

「戦争神経症」では「いかにも病人、弱虫、お荷物」という印象ですが、「戦闘疲労」であれば、「人より頑張ったから疲れたんだよね。少し休めばまた戦えるよね」という印象になったし、メッセージにもなったのです。

しかしベトナム戦争やイラク戦争で米軍が体験したように、戦場で受けた心の傷は何年たっても簡単には癒えないことが分かってきました。いわゆる**PTSD（心的外傷後ストレス障害）**で、これに対処することが戦力の維持にも、隊員の人生を守ることにもつながるという発想になってきたのです。先述の通り、もともと米軍は部隊内に聖職者がいましたが、さらにメンタルケアのシステムを整えていきました。

私も、米軍がまさに命がけで蓄えてきた経験値から作り出したシステムに学び、日本にもメンタルケアのシステムをつくりたいと考えたのです。その成果のひとつが、私が初めて任命された「心理幹部」というものです。

私は自衛隊在職中に筑波大学で学ぶことを許されて、心理学を学びました。心理学者や精神科医ではありませんが、軍隊が受けるコンバットストレス（戦闘ストレス反応）やその解消法について、カウンセリングを含む現場経験から知識や対処法を蓄積してきました。

私が心理幹部になってから提言したことが徐々に制度化されていき、きちんとしたポストとして設置されたのが２０１１年３月11日の東日本大震災の直前。この間、10年近くありましたから、当時は「何とか間に合った」という感覚はありました。

東日本大震災の災害派遣で役立ったこと、学んだこと

渡部　私も自衛隊幹部として、何よりもメンタルケアの必要性を痛感したのが、東日本大震災に対する、自衛隊の災害派遣でした。

3・11は大災害であったとはいえ、実戦とは違い弾《たま》は飛んでこないし隊員が戦死することはありません。また、戦争のように「いつ終わるか分からない」ということもなく、地震や津波も、原発事故も、起きた瞬間から早期に事態そのものは収束に向かいました。この点で、「いつまで続くのか分からない」という不安がある戦場とは大きく異なっています。

一方で、極めて実戦に近い状況もありました。それは、自分の目の前に、亡くなった方々が悲惨な状況で遺体となって横たわっていることです。災害派遣に行った隊員たちは、そうした現場を目撃している。

今、ウクライナで戦っている兵士たちも、自らの手で殺害した敵兵に限らずとも、自国領内で一般市民を含め多くの人々の遺体を目にしているでしょう。そのことが兵士に与える心理的負担が、PTSDという症状として表れている、と報じられています。それと似

たようなことが、災害派遣時の自衛官にも起きていました。

下園　震災後、私自身も岩手県上閉伊郡《かみへいいぐん》大槌町《おおつちちょう》というところに入ったのですが、大槌町は津波でさらわれた地域とは違い、火災の被害が大きかったところなので、最初に現地入りした時は原爆が落ちた後のような印象を受けました。

そこには私も含め、メンタルヘルスを担当する隊員がグループで入ったのですが、先に現地入りした隊員の中には、メンタル担当官でありながら非常に大きなショックを受けている者もいました。心構え、事前知識があっても、やはり現場は前提を凌駕するインパクトがあるのだなと実感したものです。そのショックをカバーするため、隊員同士のグループミーティングでつらい経験を共有し合い、何とか立ち直って他の隊員たちのケアに回ってもらったのです。

渡部　ミイラ取りがミイラになる、ではないけれども、相手に寄り添ったことで想像以上にメンタルにダメージを負ったりストレスを覚えることもあったはずです。専門家でもそうなのだから、一般隊員はなおさらだったでしょう。

下園　3・11の現場では、**当日の任務から解放された後、毎晩隊員たちが車座になって自分の経験を話し合う「解除ミーティング」という時間を設けるよう指導しました。**

人は悲惨な出来事に接すると、ふさぎ込み、会話しなくなってしまうものです。だからあえて会話の場をつくるというケアを行いました。「俺はこんな怖い気持ちになった。君はどうだった?」と話すことで、「恐怖を覚えてしまったこと、つらい気持ちを覚えたのは自分だけじゃない」と思えるんです。

「自分は強い」と思っているからこそ、心が疲弊したことに大きなショックを感じる

渡部　自衛官というのは、多くが「自分たちは強い、逆境に負けない、どんな困難にも立ち向かえる」と思って現場に入っています。そして任務中は使命感で、自分の心が受けたショックを抑え込んで活動します。しかし悲惨な被害状況を目にしていますから、実際には大きなショックを受けて、その心は大変疲弊しているんです。

悲惨な状況を何度も夢に見て眠れなくなってしまったり、フラッシュバックして思い出してしまったりということも起きてきます。そこで**「自分はこんなにも心が弱かったのか」と感じて、さらなるショックを受ける。**

しかし解除ミーティングで自分の受けたショックを共有することで、「自分だけじゃない、みんなそうなんだ」と思うことができた。これによって安心と信頼が生まれ「仲間と一緒に乗り越えよう」という気持ちが出てきたんです。

私は震災当時、陸幕副長として中央にいて、そうした現場の状況を聞き、こうしたミーティングがあったことが本当によかったと思っていました。下園さんが、さまざまな経験や知識から学んで、実践できる技術を作ってくれたんだ、と。

というのは、過去にはそうしたメンタルケアの観点が自衛隊にはなかったために、悲惨な状況が生じていたからです。

下園さんが本にも書いていますが、1985年8月、**御巣鷹山の日航ジャンボ機墜落事故の対処に当たった自衛官たちは、当時メンタルケアという発想もなかったため、各々が自分の経験を個人で抱え込むことになってしまったんです。**それはそれは凄惨な現場で、遺体の一部が木に引っかかってぶら下がっていたり、骨が丸見えになっていたりと、まさに「戦場」のような状態だったのですが、隊員たちはその光景に恐怖や衝撃を覚え、自分が衝撃を受けたことにさらなるショックを受けるという状況にあったそうです。

当時、現場に派遣された自衛官のひとりは、のちに陸幕長になったのですが、彼なども当時を振り返って「自分がこんなに弱い人間だと思わなかった」と話していました。実際、派遣後しばらくして退職してしまうベテランの隊員も多かったといいます。

現地にいる時はもちろん、その後も影響は残り続けます。これは3・11も同様ですが、むしろ派遣中は何とか使命感で任務を果たすのですが、派遣後、それぞれの家や部屋に帰って夜、ひとりでいると、現場のいろいろな場面がフラッシュバックしてくる。ストレスで眠れなくなる。「自分はこんなにもろい人間だったのか」と感じて、さらに自分を追い込んでしまうのです。

災害派遣で役に立った「解除ミーティング」と「心の予防注射」

下園　3・11の時には、解除ミーティングもやりましたし、派遣前の**「心の予防注射」**も行っていました。

「心の予防注射」というのは、前もって「心が衝撃を受けると、誰にでもこういう反応が起きますよ」といったことを教育することを指します。「眠れないかもしれない」「フラッシュバックするかもしれない」「でも、それは一時的なものだよ」と。

特に悲惨な出来事の後に起きるファーストショックとしては「考えたくないのに、どうしても思い出してしまって頭から離れない」という現象が起きます。さらに悪夢を見たり、フラッシュバックを起こす。

このときのフラッシュバックというのは、私たちが普通に思い浮かべるような「思いだしてしまった」「頭をよぎってしまう」といった程度のものではなく、「再び同じ現場に立ってしまったんじゃないか」と思うほど、リアルなもので、実際に心臓がバクバク鳴る人も少なくありません。

さらに起きるのは、過覚醒です。とにかくイライラしてしまう。また、音や匂いに対してものすごく敏感になる。たとえば阪神大震災の時には火事が多かったので、肉の焼ける匂いに敏感になってしまって、焼き肉が食べられなくなるケースも珍しくなかった。東日本大震災の場合は、津波にさらわれた遺体を目にしたことで、海産物がまったく食べられなくなる人もいました。

眠れない、食べられないという症状が自分の弱さのせいで自分だけに起き、しかも一生続くかもしれないと思えば、心が折れてしまいます。

渡部　「どこそこに幽霊がいたのを見た」という話も、３・11の時にはかなり聞きました。

解除ミーティングでも「お前も見たか、俺もだ」という話がかなり出た、と。

下園　「あそこのバス停に、夜中なのに何人も人が並んでいた」とか。これも過覚醒で、衝撃の強い事態に直面して、感覚が過敏になっているからこそ、見えないはずのものが見えてしまう。しかし、これもひとりで抱えているのと、何人もで体験をシェアするのでは、心理的負担がまったく違います。

また、症状が出る前から「一時的なものだよ」「期間限定だよ」「誰にでもあることだよ」とあらかじめ伝えておくことで、実際そうした状況に至っても「聞いていた通りだったな」「一時的なものだから大丈夫だ」と、自分を客観視することができるようになるのです。

それに何より、3・11の時には国民や社会からの感謝、応援が自衛隊の本当に大きな力になりました。これがあるとないとでは、隊員の心理に与える影響も段違いです。

渡部　国民からの支持は強い後押しになりましたよね。それに、災害派遣そのものに関しては、経験も積んでいました。阪神淡路大震災以降、自衛隊の災害派遣は数を重ねていたからこそ、3・11の大惨事でも自衛隊は国内で唯一、機能し得た組織だったと自負しています。隊員たちも強い使命感を持って任務に当たっていました。

下園　メンタル面で言えば、御巣鷹山や阪神淡路大震災の経験を聞いていましたから、大変なことになるという予想をしていたのですが、進めていたメンタル対策が「何とか間に合った」ことで懸念していたほどの問題は起きなかった、という印象を持ってはいます。間に合っていなかったら、もっと深刻な状況になっていただろう、と。

この**「心の予防注射」は元気な時に一本、そして現場に入ってからも寝る前にもう一本、打つ**ことが必要です。「疲れて帰還しているんだから、早く風呂に入って寝たい」というのが多くの隊員の言い分ですが、ここでもう一度念押ししておかないと、効き目が薄くなるのです。隊員のメンタルを考え、嫌がる仕事をするのもメンタル担当官の仕事ですからね。

さらには、**セカンドショックといわれる、派遣終了後に出る現象もあります。**心が消耗していることに気づかないまま、これまでの環境に戻ることでイライラしたり、元の仲間とうまくいかなくなったりという〝症状〟が出てきます。

心の疲労と肉体の疲労には密接な関係がある

渡部　災害派遣時には計画を立て、ローテーションを組んで、無理は絶対にさせない、休む時には徹底的に休ませることを固く守っていました。それは肉体的な疲労だけではなく、心の疲労も蓄積するからです。

心の健康と体の健康にはものすごく密接な関係があります。3・11の派遣時、私の同期を含む将官クラスの幹部たちの多くが、数カ月後、入院しました。肉体的な症状が出たケースもありますが、実際には精神的な疲れが影響したケースも多かったのではないかと思います。部下や仲間が戦死する可能性のない災害派遣でも、指揮官の立場でも、かなりの確率で入院してしまう。それを考えると、現場に入った隊員たちは、どれほど心身の負担を蓄積しただろうかと思います。

下園　災害派遣時は、救援や支援を受ける被災者の方々自身も強烈なストレスやショックを受けていますから、隊員にイライラをぶつけることもある。一緒に活動している警察官や消防隊員も同様で、けんか腰で調整することも多くなります。これも事前に「そういうものだ」「被災者のイライラをぶつけられて、それを受け止めることも、災害派遣の仕事のひとつだ」と知っておくだけで心の準備ができますよね。

何より、「話すことの効用」は大きいです。これまで、「軍人は寡黙で多くを語らないことが美徳」とされてきました。日本においては軍人に限らず、特に男性は「男は黙ってサッポロビール」とか言われていましたし、軍人はなおさらで「武士は食わねど高楊枝」のイメージがあるというか、とにかく弱音を吐かない、感情を表に出してはならないという教育を受けてきました。

渡部　「文句を言わず、我慢してやれ」という雰囲気はどうしてもあります。

下園　自衛官本人はもちろん、社会的にも弱音を吐かず、黙々とキツい任務をこなすのが「理想の自衛官」であるという像を描いている人も少なくないと思います。

しかし実は、**黙って感情をため込むタイプの「精神的マッチョ」の自衛官ほど、蓄積する疲労を解消できず、うつ状態に陥る可能性が高いのです。**こういう人は自分の強さに自信があるし、周りからもそう見られたいと思っています。

にもかかわらず弱ってくると、「自分の努力が足りないからだ」「自分がふがいないからだ、甘えていてはいけない」と自分を追い込みますし、「悩み始めていることを、周囲に悟られたくない」と感情を押し殺すほうに向かいがちです。

渡部　明るい方向には思考が働かなくなりますよね。

弱音を吐く、つらさを人に話す、人の力を借りることをまず「学ぶ」

下園　自分の弱さを認め、人の力を借りてもいいのだということを、まずは学ばなければなりません。特に、私がレンジャー隊員のような「心身の強さに自信あり」というタイプの人によく話すのは、「昔の武士と今の自衛官は違うんだよ」ということです。

昔の武士は感情を殺して、一対一で相手に向き合う必要がありました。また、集団戦であってもリーダーの恐怖心は部下に伝染しますから、統率に悪影響を及ぼさないためには感情を抑え、強気で士気を鼓舞しなければなりませんでした。

しかし現代の戦争ではチーム戦が大前提で、「一対一で斬り合う」場面はありません。しかし現代戦でも、渡部さんのようなブレない指揮官が必要であることは変わりません。「どうしよう」「負けちゃうかも」と動揺しているような指揮官では、とても部下は戦えません。とはいえ、集団内の連携や情報共有も重視されるようになり、リーダーには感情を殺すことよりもコミュニケーション能力や、意思疎通の能力が求められるようになったのです。

また、集団そのもののあり方も変わりました。スポーツでも顕著ですが、少し前までは「感情を表に出すな」「歯を見せるな（笑うな）」という指導が主流でした。ところが今の甲子園出場球児たちの様子を見ると、みんな悔しい時は悔しい表情をし、うれしい時には歯を見せて笑っていますよね。「野球を楽しもう！」を合言葉にするチームも増えました。

各選手の状態についても、不調なら正直に申告し、無理はしない。出場中でも、調子が悪くなってきたら無理せず申し出ることがむしろ求められるようになってきています。

なぜこういう変化が起きてきたかと言えば、これがチームとして最も能力を発揮できる方法だからです。「実はずっと肩が痛かったけれど、隠し通して無理やり投げていた」ではよいパフォーマンスは生まれないし、チームも勝てません。

見栄や見映え、根性論よりも、大事なのは任務を達成すること。**現代の軍人に求められるのは、自分の弱さを認め、それを表明できる勇気なのです。**

それでも防ぎきれなかった災害派遣後の悲劇

渡部　下園さんたちの努力もあって、３・11ではかなりケアに気を使い、実際に効果も出ていたのですが、それでも宿営地でいきなり自分の首を切りつけた隊員や、災害派遣後に自殺してしまった隊員もいます。私自身の経験でも、東部方面総監時代に、非常に優秀な連隊長がいたのですが、災害派遣が終わって数カ月後に、突然、割腹自殺をしました。

彼は内心、「災害派遣時の自分の指揮がもっと優れていれば、より多くの人を助けられたのではないか、自分の指揮が至らなかったことで多くの人が亡くなったのではないか」と思い悩んでいたそうです。それが心の重荷になり、ある時、自分の指揮の拙《つたな》さを償うために自殺してしまった。

ああいう悲惨な状況では、人間は様々なことを感じ、自分で認識している以上に大きな影響を受けます。それをいかに克服していくのか、ストレスを回避していくのか。彼らがもっと積極的に、自分の心の弱さを周りに話し、相談できていたらと思わずにいられません。

下園　任務が終わったあとにやってくる疲労感を、私は**「遅発疲労」**と呼んでいます。任務終了直後は、自分では疲労を感じていないし、むしろ「終わった、よくやったよな」とそれなりの達成感を得ていたりもします。

しかし、心身の疲労は蓄積されている。自衛隊ではきちんとローテーションを組んで、厳しい任務のあとは十分な休暇をとらせるのですが、ここでうまくリフレッシュできなかったり、むしろさらなる任務に邁進してしまう人もいます。

また、仕事だけでなく私生活のストレスが重なって、疲労を蓄積させてしまう人もいます。私はこうした遅発疲労の予防として、「1・3・6・12ルール」を提唱しています。

◎遅発疲労防止の「1・3・6・12ルール」

1 集中勤務終了後に1カ月休暇をとる
3 休暇後も、3カ月までは公私ともに過度な仕事、大きなイベントを避ける
6 6カ月目に組織として健康チェックを行う（1回目）
12 12カ月目に組織として健康チェックを行う（2回目）

災害派遣、海外派遣など集中的な勤務のあとは、1カ月ほど休暇をきちんととらせること。また、休暇が終わっても勤務終了後3カ月までの間は、公私ともに新しい仕事、過度に疲労しやすい仕事や私生活の大きなイベントも避ける。さらに勤務終了後、6カ月目と12カ月目には、組織として健康面をチェックする、というものです。

ほとんどの人はこの頃には回復していますが、逆にメンタルが弱っている人、疲労が蓄積している人は「半年もたったのに疲れがとれない」とか「他の人はみんな復活しているのに、自分だけが1年たっても復調しない」と悩んでいることがあります。

自ら「どうもメンタル的に調子が悪いです」と訴え出ることにハードルの高さを感じる人もいますから、組織として尋ねてあげることが大切です。

渡部　3・11当時、下園さんたちのチームが様々な手を尽くしたケアがなければ、もっと大勢の隊員がメンタルヘルスを損なった可能性は大きかったでしょう。

しかしそれでも救えなかった人もいたのは事実で、だからこそメンタルケアを自衛隊組織の中でよりきちんとしたかたちで制度化する必要がある、と痛感したのです。自衛隊の指揮官クラスにはもれなく全員に、この問題に関心を持ってもらいたいと願います。これは、一般企業でも本当に大切なことです。

下園　3・11はいろいろな意味で、私たち自衛隊が「試される」機会だったと思います。特にメンタルヘルスに関しては、**責任ある立場の人たちが、口では「メンタルケアを重視している」と言ってはいても、別の重大事が話題になればそちらに関心が向いてしまう、**ということは自衛隊に限らず、どんな組織にもあると思います。むしろ利益を追求し、個人の成績が求められる一般企業の場合、「メンタルケア」があと回しになるケースは自衛隊以上に多いのではないでしょうか。

メンタルケアの習慣化は、やり始めてすぐ効果が目に見えて出るというものではありません。ゆっくり効果が出てくる。また、メンタル担当の隊員の育成にも長い時間がかかります。

私が東日本大震災までに10年かけて発信や仕組みづくりをやってきて、さらに10年以上がたった今、ようやく自衛隊全体が変わってきたかな、というくらい。

さらに重要なのは、単に「今メンタルが弱ってきている人に対症療法を行う」のではなく、日頃から落ちにくいメンタルをつくっておくことです。そのためには仕組みも必要だし、日頃のトレーニングもいる。渡部さんのように、哲学書や文学から学ぶ、というのもひとつですが、これらは日常からやっておかなければいけないことです。

日常のトレーニングと同時に大切な、自らの「信念」

渡部　震災時に改めて思い起こしたのが、学生時代に読んで感銘を受けたヴィクトール・

E・フランクルの『**夜と霧**』（霜山徳爾訳・みすず書房 ※新版訳は池田香代子）です。

当時、3・11の被害者の間で話題になったのが本書だったといわれています。人間が究極の極限状態、悲惨な状況に見舞われた時に、どのようにその現象をとらえるか、いかに対処するかを知るために、『夜と霧』を読んだ人が多かったといいます。

『夜と霧』はユダヤ人精神分析学者であるフランクルが、自らのナチス強制収容所体験をつづった名著です。自分だけでなく両親、妻子も収容され、自分以外はみんな死んでしまう。多くの人は、「どうして自分だけがこんな苦しい目に遭うんだ」と恨みつらみを募らせるだけでしょう。それが普通です。

震災でも、多くの人が「どうして自分たちだけがこんな目に遭ったんだ」と考えたに違いありません。しかし『夜と霧』は、「どんなに悲惨な状況になっても、人生は生きる価値がある」ということを高らかに謳いあげています。

ここまで覚悟のある、精神的に強い人間であれば、どんな状況に至っても「それでも人生に生きる価値はあるのだ」と人生を肯定できる。究極の事態に直面しても、自分を見失わずにいられるのではないでしょうか。

たとえば3・11では、私も中央から指揮を執る中で、様々な場面を目撃しました。母親が赤ちゃんを背負ったまま亡くなっている場面もあった。そんな姿を見れば、「この子は一体、何のために生まれてきたのだろう」「どうして何も悪いことをしていない、こんな乳飲み子が命を落とさなければならないんだ」と、その子の運命や人生の不条理を感じるでしょう。しかし、『夜と霧』を読んでいた私には、「それでも生まれてきた価値、生きている価値はあったんだ」と思えました。

『夜と霧』を初めて読んだ学生時代以来、30年近くたってまた読み返したのですが、やはり改めて感動しましたし、人生に絶望したり、将来への希望を失った人に対する強いメッセージになっていると思います。メンタルヘルスの究極的な根源には、「自分は何のために生まれてきたのか」を追求し、「人はいかに生き、いかに死んでいくべきか」という人生に対する本質的な態度を自分で決めるべきではないかと強く感じます。

こうした考えというのは、下園さんのメンタルヘルスのアプローチとは違うものだと思います。しかしどこかでつながってはいて、こうした大きな人生観を持っていることが、結果的にメンタルを救うことも確かです。

私の場合は、自らの「信念」であって宗教や信仰ではありませんが、米軍がチャプレンを軍に置き、兵士のメンタルに備えていることと、通じるところはあるのではないかと思うのです。人生観は、いざというときの心理的な防波堤になるのではないかと。

下園　確かに、私のアプローチは渡部さんのお考えと、表面的には違って見えると思います。しかし、私は本質は同じものだと考えています。違いは主に、対象とする相手の状態によるものでしょう。

心の「疲労」は気づかないうちに悪化し、「別人化」まで進む

◎自分も周囲も気づきにくい疲労の3段階

【第1段階＝普通の疲労】

仕事の繁忙期などでかなり疲れている状態だが、一晩ぐっすり眠る、週末に休養するなどでかなり回復する。まだ集中力ややる気はあり、少し仕事がラクな時期になれば元通りの状態に戻れる段階。

【第2段階＝「別人化」の始まり】

第1段階が長引くと、同じ忙しさでも疲労を普段の2倍感じやすく、回復にも2倍の時間がかかるようになる。

不眠、食欲不振、だるさ、頭痛、肩こり、腰痛、吐き気、関節痛、めまいなども表れる。酒、タバコが増える、甘いものをとりすぎる、衝動買いが増えることも。他に異性関係が乱れる、金遣いが荒くなる、人づきあいが悪くなる、笑わなくなる、攻撃性が強くなる、嘘が多くなる、被害妄想的な愚痴、弱音が増えることなど、少しずつ「別人化」が始まる。

それが原因で人間関係にもトラブルが起きていても、「最近少し無理をしている」「このところ忙しい」としか感じられない。周囲から「少し疲れすぎているんじゃないか」「最近ちょっとおかしいぞ」と言われても強く否定する。

【第3段階＝別人化】

さらに第2段階を過ぎてしまうと「心」が変化して「別人化」する。疲れは3倍感じ、回復には3倍かかるようになり、元気なときには考えられないような思考や行動をとるようになる。

たとえば本来は明るく楽天的な人のはずなのに「常に悲観的になる」「常に不安になる」などの変化が起き、自分を責める、アルコールやギャンブルに異常なまでにのめり込む、といったことも多い。

別人化の典型が「死にたい」「消えたい」という気持ちが出てくることだが、そこまで追い詰められていても優秀な人、若い人ほど必死で仕事をし、周囲に異常や不安を隠そうとするため気づかれないことがある。

私が整理した「疲労の3段階理論」があります。第1段階は、いわゆる「普通の疲労」。一時的なトラブル対応や肉体的な疲労では、通常は一晩寝るとか、週末に休養をとれば回復しますし、やる気やパフォーマンスには大きな影響はありません。そのうち繁忙期も過ぎて、また元通りの生活に戻っていきます。

この段階では、『夜と霧』のような哲学を語る本や文学に触れて、人生観を養ったり、より大きな人生の目標を思い描くこともできるわけです。また、自分なりの信念や人生観を持てている人は、失敗や問題があってもこの段階に踏みとどまることができます。いわば、「落ちにくいメンタル」というわけです。

ところがそこまで強固な信念を持っていない、あるいは「努力は必ず報われる」というように信じてきたことがもろくも崩れ去るようなショックを受けたり、繁忙期が長く続いてストレス状態にさらされ続けると、疲労は第2段階になり、「別人化の始まり」に至ります。

眠れない、だるい、頭痛といった身体的不調も生じ、酒やたばこが増えたり、対人関係も雑になってくるなど、「いつも通りの自分ではない」状態にさしかかります。

自分では「なんてことない、大丈夫だ」「ちょっと具合が悪いだけ」で済ませてしまうため、病院にも行きませんし、周りの人が気づいて心配しても、本人は「心配するほどのことではない」「あと少し頑張れば大丈夫だ」と突っぱねてしまいます。

第2段階で浮上できなかった場合、第3段階の「別人化」に陥ってしまいます。こうなると元の人格とはすっかり違ってしまって、自分を責めたり、人に当たったりと、元気な時にはしないような振る舞いをするようになります。まさに、人が変わってしまうのです。最も典型的なのは「死にたくなる」。しかも、つらい、死にたいという思いを人に打ち明けなくなり、ふさぎ込んで誰にも相談しないまま、自殺に至るケースもあります。

この区分で考えると、私のところへ駆け込んでくる人は、第2段階と第3段階の間、という人が多いですから、メンタルはもちろん体調も悪く、本を薦めても読むことができません。いきなり『夜と霧』を薦めても、当然ですが全く響きません。

一方、第1段階の時には、渡部さんがお話ししてくださった精神修養、確たる人生観や物語を持つことは、その人の強いメンタルの基盤を固めてくれます。特にリーダーには必須です。

つまり、大事なのは自分の状況と対処法を複数持っておき、TPOに合わせて使い分けられるようにすることが重要だと思います。渡部さんの言う、世界観や人生観を持って自分の状況を俯瞰したり、厳しい状況を乗り越えることも必要。一方で、「落ちないメンタル」のためのメソッドや、落ち始めたメンタルをどのように回復するかという技術やテクニックも必要なのです。

「戦略」「作戦」「戦術」でメンタルケアを行うのが「自衛隊式」

渡部　いわば、人生における大きな「戦略」と、「落ちないメンタル」のための日頃からの訓練や予防、そして実際にメンタルが弱ってきたときに対処するための「作戦」や「戦術」を持っておくことが必要、ということですね。

よく生きるためには、人生の大きな目標や、「自分はこうなりたい、こうありたい」という理想が必要です。それが私の考える信念や人生哲学でしょう。

下園　そうですね。その上で、「理想の姿に近づくために、メンタルを健康に保つためには何が必要か」と考え、日頃から備えておくことが予防や訓練であり、自衛隊的に言えばこれが「作戦」に相当します。
そして実際にメンタルが落ち始めてきてしまったときに、その状況から回復して、よい状態に自分を戻していくこと、あるいは長時間の休養をとって心身を休めることなどは、目標を達成するための技術、つまり「戦術」に当たります。

渡部　何だか、非常に自衛隊らしい話になってきましたね（笑）。

下園　そうですね。ではより具体的に、戦略から戦術まで、メンタルケアをいかに行うべきか、見ていきましょう。

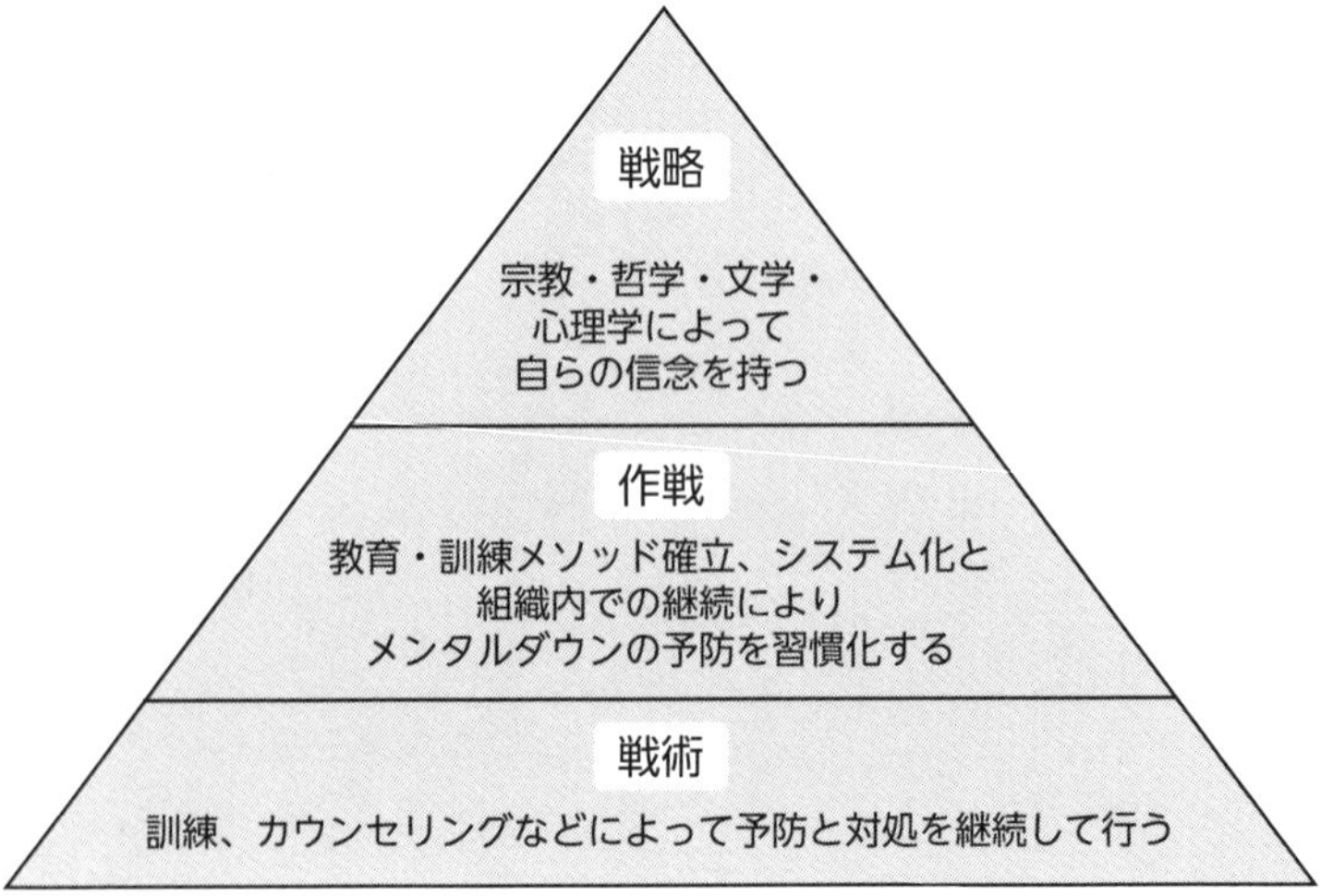

戦略
宗教・哲学・文学・
心理学によって
自らの信念を持つ
作戦
教育・訓練メソッド確立、システム化と
組織内での継続により
メンタルダウンの予防を習慣化する
戦術
訓練、カウンセリングなどによって予防と対処を継続して行う

第2章

メンタルは「元気なとき」にしか鍛えられない

渡部悦和×下園壮太

メンタルを筋肉のように「鍛える」ことは難しい

渡部　「メンタルを鍛える」という言い方をよくしますよね。自衛官は、日頃から体は鍛えていますが、筋肉と同じようにメンタルも鍛えることができるのか。私がお話しした「信念を持つ」というのは、どうもメンタルを「鍛える」ということとはイコールではない気がします。

たとえばオリンピックの金メダリストなどは、大きな期待を背負った中の勝負の一瞬に実力を発揮できるかどうかという、想像しがたいほどのプレッシャーがかかっています。これを乗り越えられるのは、メンタルを鍛えているからというよりも、プレッシャーなどのストレスをうまく受け流すことができるからではないでしょうか。

試合前に瞑想するアスリートも多いですよね。あれは集中力を高めると同時に、ストレスを脇へ流す訓練をしている。私も瞑想をしますが、これも同じで、瞑想することによって、ストレスを受け流しているところがあります。

これは一種のテクニックであり、技術です。ストレスを受け流す、脇へ追いやっていることで、結果的に外からは「あれだけのストレスに直面しても動じていない。メンタルが強そうだ、鍛えられている」と見えるのですが、実際にはまともにストレスを受け止めながら立っていられるという意味の「強さ」ではない。

下園　誰しも、「メンタルが強くなりたい」というような漠然とした思いはありますよね。「どうすればメンタルが強くなりますか」という質問を受けることは多々あります。

しかし、鍛えるといっても人間性の本質のところはなかなか変わりません。何にストレスを受けるか、どういうときに心が傷つくかは人それぞれですし、それは受けてみて初めて分かることでもあります。

メンタルを「鍛える」のは難しい。しかし少しイメージは違いますが、**メンタルを健康に保つ、あるいはストレスを回避できる技術を身につけることによって、結果的にストレスに負けない状態を作ることはできます。**

たとえば、渡部さんはストレスを「受け流す」と言いましたが、私の言葉で少し言い換えると、これは**「ある刺激に対して適正な反応をする」**ということなんです。

このとき、どこの部分に意識してアプローチするかが重要です。たとえば、心を強くしたい多くの人は、自分の感受性を鍛えようとします。感受性、言い換えると敏感さです。

もちろん、人によって敏感さは異なります。一昨年あたりから「繊細さん」という言葉が流行っていますよね。「私は刺激に過敏な『繊細さん』なので、小さいことを気にするのも当然、しょうがないんです」とか、「あの人は『繊細さん』だからなあ」ということで、自分に対しても言い訳ができるし、他者からも配慮してもらえる。これは、受け流しの方法のひとつと言えるかもしれません。

この過敏な部分に関して、ある程度のところまで鍛えようと思ったら鍛えられるかもしれません。私たちがスポーツで体を鍛えるように、ある刺激に対する反応を「慣れ」というかたちで鍛えることは、そこそこはできますし、ある程度の効果もあります。しかし慣れには限界があります。

丸腰でストレスに立ち向かう必要はない！ 武器としての知識や技術を持とう

また、何が許容を超える刺激、強いストレスになるのかは、やはり人それぞれです。試合に臨む際のメンタルは鋼《はがね》のように強いのに、上司から何の気なしに言われたひとことに驚くほどへこんでしまう、とか、ビジネスでは強気でも、家庭では弱気という人もいますよね。

スポーツでもそうですが、レスリングの強さと卓球の強さは違います。だからまずは、**自分がどういう状況に弱いのか、ストレスを感じるのかを考え、それについてどこを強くしていく必要があるのかを考える必要があります。**

もうひとつ、多くの人が言うのが「ありのままの自分で、しかし強くありたい」というもの。いわば「素」とか「地メンタル」を鍛えたいという願望です。これも経験や慣れによって少しは変わります。しかし、それだけで強いストレスにすべて対応できるものではない。何も、**丸腰でストレスに立ち向かう必要はないのです。**自衛隊員だって訓練はしていますが、さまざまな装備品があってはじめて戦えます。生活や人生においても、いろいろな〝武器〟、つまり**「ストレスから回復するための知識や技術」をうまく使って、総合力としての戦闘力を上げることが重要です。**

渡部　組織の場合は、個人のスキルだけでなく仕組みやシステムとして組み込んでいくことも重要ですよね。自衛隊の場合、以前は、パワハラ的な上司に当たったら、異動までの2年ほどをとにかく耐えるしかありませんでした。まさに「忍、忍、忍の一字」です。しかし今は内部通報制度もでき、まだまだこれから拡充の必要はありますが、以前ほどの理不尽はなくなってきたのではないか、と思います。

また、パワハラまではいかずとも、少し前までは「俺は3日3晩、寝ないで仕事をしても平気なんだ」と自慢気に言うような人が幹部にもいました。それを言われてしまったら、部下は大変ですよ。

ドイツ軍に「休まない自慢」「寝てない自慢」など皆無だった

下園　そういう上司に付き合わされていては、身が持ちません（笑）。日本人は自衛官に限らず、とにかく「休み下手」ですから、災害派遣のような計画規模の大きな任務の場合、自衛隊は1日のうちのローテーション、さらには1週間ごとに部隊を入れ替えるローテーションを組んで、隊員を休ませる時間と場所を確保していました。

社会全体を見ると、日本ではシステムと制度で休ませる、という観点が出始めたのもつい最近のことですし、現在でも「休め」と言っても休まない人が多い。むしろ渡部さんが言ったように**「俺は無理してやっている」「寝てないぜ」というのが武勇伝になってしま**

う傾向は今もあります。

一方、日米合同演習などをやると、米軍は2交代制になっていて、休む番になったらさっと休むんです。休むことに対する罪悪感はありません。休むという意識、休むことの重要性、そしてそれらが個人の意識だけではなく、組織として実現する仕組みができているなと感心しました。

渡部　私もドイツ連邦軍の「指揮大学」に留学した際に、ドイツのシステムに驚かされました。司令部が2つあって、常に片方の司令部は休んでいるんです。これを平時から徹底していました。

彼らは「戦争とは長期にわたるものだ」という前提で考えています。長期戦を戦うためには平時の冗長性が必要で、さらに心と体の健康を考えればどんな時にも、いや緊張状態にある時こそ、休息が絶対に必要だという確固とした考えがある。**休まなければいいパフォーマンスはできません**から。だから「休まない自慢」「寝てない自慢」のようなことは、ドイツにはありませんでした。

「とにかく走れば悩みは吹っ飛ぶ神話」を検証する

下園　心を総合的に強くする「知識や技術」として、自衛隊でありがちなのは、「体を動かせば悩みなんて吹っ飛ぶ」という神話です。昔から、落ち込んでいる部下を見ると「とにかく走ってこい」と指示を出す上司は結構いました。

渡部　自衛隊はそういうのは得意ですからね（笑）。走れとか、姿勢を正せとか。

下園　確かに、少し調子が悪くなってきたかな、という段階の人、つまり「疲労の3段階理論」でいうところの第2段階の初期くらいの人は「ちょっと走ってこい」で心身ともにすっきりして復調する場合もあります。感情（悩み）にアプローチする際に、身体から入るというルートを上手に使っているからだと思います。

たとえば姿勢ひとつとってもそうです。疲れたり落ち込んだりしてくると、だんだんと胸を張れなくなる。身体が緊張・委縮するからで、肩が上がり、猫背になり、呼吸は浅くなります。**どうも調子が悪いと思ったら、なるべく視線を上げ、背筋を伸ばし、ニュートラルな姿勢を保つ、静かに長く、深い呼吸をすることなどを意識してください。**

自衛隊では「気をつけ」と号令がかかれば、隊員は胸を張り、腹に力を込め、拳《こぶし》を握って腕を体側に沿わせ、かかとを合わせて爪先を45度に開いた「気をつけの姿勢」になりますが、これが号令なし、意識せずともできるようになると、とてもいいですね。後ほど呼吸法についても触れますが、正しい姿勢が習慣になると、静かで深い呼吸ができるようになり、表情、思考、行動も見違えるほどに変わっていくものです。表情は明るく、緊張や不安がやわらいで思考はポジティブになります。

ニュートラルな姿勢とは、一番エネルギーを使わず（脱力できていて）、自然で、しかし内側では筋肉がしっかり体を支えているような姿勢です。私の訓練では、隊員同士で「気をつけ」状態の体を押してみてバランスを確認したり、どこに不必要な力が入っているかを意識させたりしています。

その姿勢で1時間もてば、それが自分にとってニュートラルな姿勢だと言えるでしょう。あるいは1分間、かかとの上げ下げをゆっくり行い、へその下（丹田《たんでん》）を意識して呼吸するのも効果的です。

つまり、姿勢を正す、走る、などの「体からのアプローチ」は、メンタルにも非常に大きな影響があるというわけです。

しかし、ただ走れば何でも解決するわけではありません。**第2段階の末期から第3段階くらいの人にとっては、むしろ走ったことでマイナスの影響が出てくるのです。**陸上自衛隊には空挺団という最強部隊があります。レンジャー隊員の集まりをイメージしてください。その最強部隊の中でも特に名の通った名物隊員が、少しうつっぽくなったと言って私のところに来たことがありました。

彼は調子が悪くなるととにかく走りまくっていたのですが、どうもそれだけでは回復しなくなってきた。おかしいと思って相談には来ているのですが、しかし、それでも走り続けるんです。

走らずにいられない「しがみつき現象」は危険な徴候

渡部　自衛隊にはありがちというか、何だか具体的な顔が思い浮かびそうな話です。

下園　ですよね。「もう走っちゃダメ」といっても、やっぱり走る。「走らずにいられないんです」と言って。**これは「しがみつき」という現象で、「前は走ることで回復できたのだから」と、どんどん視野が狭くなっていく。**「どうして前は回復できたのに、今はできないんだ」と、余計に焦《あせ》るのですが、それでも、もうこれにすがるしかない、という状態になっている。これは極めてよくない状態です。

ストレス対処法は、ときと場合によって自分にとって最適なものを選ばなければ効果がありません。段階によって、あるときには効果的だったものが、次のときにはむしろ害になることもある。

「走って回復するしかない」と思い込んでしまって、しかしやってみてそれでも回復しなければ、彼はより落ち込むことになる。悪循環に陥ってしまうのです。だから**自分を客観視して、いろいろなストレス回避技術を知っておかなければなりません。**

渡部 下園さんの手法、テクニックは特に自衛隊ではとっつきやすいはずですよ。心と体はつながっていますから、効果もあるでしょう。

下園 そうですね、呼吸法もそんな技術のひとつです。しかも、自分自身で身につけられて、いつでもどこでも実践できるのは大きいです。そしてはじめは意識して、思い立ったときに呼吸法を試し、習慣化したらいつの間にか無意識のうちに呼吸法として教わった方法を使っていた、となれば一つの完成です。

たとえば**数息観呼吸法**。ただ、今の呼吸を数えればいいという簡単な方法です。ただ呼吸を「数える」ことを意識しているうち、緊張していた呼吸が、自然に穏やかな呼吸に変わっていきます。これは非常時に落ち着くためにも、平常時に心身のリフレッシュを図るためにも活用できる呼吸法です。

もうひとつは、**腹式呼吸**。これはパニック状態から脱出する際に有効です。お腹の筋肉を緩め、ハーッと口から息を吐くときにお腹がへこんでいることを確認します。呼吸をするというよりも、お腹をへこませたり膨らませたりする運動をしている、という意識を持つとうまくいきます。胸とのどを脱力させた状態で、お腹で息ができるようになるといいでしょう。

渡部　**DNA呼吸法**、というのもありましたよね。

下園　はい。DNAとは「大丈夫、何とかなる、あきらめるな」の頭文字をとったものです。方法としては、「大丈夫」で胸で息を吐き、「何とかなる」で腹の息を吐く、そして「あきらめるな」でお尻の穴を締め、その反動で息を吸う、というものです。言葉の意味はあまり意識せず、呪文のように「大丈夫、何とかなる、あきらめるな」と唱《とな》えるものです。あきらめるな、とは、問題を偏《かた》らずに見ようという意味です。呪文は、自分が好きな言葉に変えても結構です。

最初はあえて、意識しなければできない姿勢をとって、椅子に座って骨盤から前に体を倒し、体を反《そ》らせて上体を起こします。

背中を椅子の背につけて、肩の上下がしやすいところに頭を載せ、骨盤以外は脱力し、丹田に意識を置きます。40回ほど訓練してある程度できるようになったら、自分なりのタイミングややり方で自分に合った呼吸法を探してみてください。

ヨガやストレッチ、表情を動かす練習なども効果があります。

◎ストレスを回避するための呼吸法

1 数息観呼吸法（平常時にも非常にも有効）

目を閉じ、心の中で、呼吸の数を数えながら、1から100まで自然な呼吸を続ける。いつやめてもかまわない。

2 腹式呼吸（パニックからの脱出に有効）

腹の筋肉を緩めて、口からハーッと息を吐くときに、お腹がへこむことを確認。胸と喉を脱力した状態で「お腹で息をする」感覚を身につける。

③ DNA呼吸法（平時にもパニック時にも有効）

D＝だいじょうぶ、N＝何とかなる、A＝あきらめるな。「だいじょうぶ」と心の中で言いながら胸から息を吐き、「何とかなる」と言いつつ腹から息を吐き、「あきらめるな」でお尻の穴を締めてその反動で息を吸う。

「休む」「逃げる」ことを学び「心の避難計画」を立てておく

渡部　ストレス対処のひとつとして、時には逃げることも大事です。これは自衛隊や職場だけでなく、学校でも言えることですが、休むこと、逃げることを最初から除外しては、心も体も持ちませんよ。

人間関係もそうです。言い方は少し厳しいかもしれませんが、自分とはまったく違った考えを持っている人を説得するのは難しい。難しいというか、「説得するのは不可能である」という確信めいたものを私は持っています。

誰しも経験があると思いますが、相手を説得しようとすればするほど相手は意固地になって、頑《がん》として認めないという構えを見せます。そうすると、こちらもだんだん「なぜわからないんだ」「なぜ説得できないんだ」とイライラしてくる。

私もそういう場面は何度も経験しました。こういう状態になってしまったら、できることはもうない。「なるほど、あなたの意見はよくわかりました。でも、私は違う意見です」と述べた上で、「あなたの意見を無理に変えさせようとは思いません。あなたのお好きにどうぞ。しかし、周りの人や組織に対して悪影響を及ぼさないでくださいね」と、自分の中で割り切るほかない。

今でも同じようなことはあります。私はテレビやSNSなどで、ロシアによるウクライナ侵攻をはじめ、安全保障に関する様々な発信をしていますが、「あなたは間違っている」とか「おかしなことを言っている」と突っかかってくる人もいます。

しかしそのすべてを気にして、いちいち反論していたら、こちらの神経が持たないし、相手は余計にこちらを論破しようと躍起になる。ある種のノイジーマイノリティですから、相手にしないのが一番です。

「そうはいっても職場で意見の違う人を『相手にしない』わけにはいかないのでは」と思うかもしれませんが、普通に付き合うところは付き合って、話や議論がおかしなほうに行きそうになったら、さりげなくそこから離れるのがいい。まともに受け止めていたら身が持ちません。合気道のように、相手の力を受け流し、サッ、サッとさばいていくようなイメージです。

下園　「その場から離れる」というのは、かなり有効です。第3章でも怒りに対する対処法を具体的に紹介しますが、ストレスの対象から距離をとることは、物理的にも、精神的にも、効果の高い対処法です。

精神面のことについては、私は**「心の避難計画」**と呼んでいますが、深刻な状況に至る前に、「こういう身体反応、こういう思考回路になってきたら、こういうパターンで避難しよう」と前もって考えておくことが重要です。災害の避難訓練は、皆さん、小学校の頃からやっていると思いますが、心の避難訓練はほとんどの人がやっていません。

一度、メンタル的に第2段階から第3段階まで落ちた経験のある人は、次に落ちそうになったときも自分の状態を察知して対処できる場合もありますが、第3段階は「別人化」ですから、普段なら簡単にできることが別人になったかのようにできなくなるというのが怖いところです。

認知行動療法の利用で自分を客観視してみる

渡部　私は「強靭」という言葉が好きです。強さだけでは不十分で、しなやかさを兼ね備えていることに意味がある。人間個人もそうですが、部隊、あるいは自衛隊もそうあるべきだと思っています。

うつ病など心の病が社会問題化している状況下において、「しなやかで、簡単には折れない強い隊員」、つまり強靭な隊員の育成を、現役時代は目標にしてきました。そこで、認知行動療法について自分なりに本を読んで学び、自分なりに学び取ったノウハウを部下に紹介したこともあります。

我々は、物事を客観的に見ているように、実際には自分の思い込みで見ている場合が結構あります。特に、ストレスをうまくコントロールできないと、物事を悲観的に考えがちになりますね。

下園　私の定義で言うところの第2段階から第3段階に至ると、「別人化」してしまいますから、普段は明るくポジティブな人でも、こうなると前向きな考えは持てなくなってしまいます。

渡部　認知行動療法では、悲観的になり過ぎず、しかし楽観的になり過ぎることもない、現実的で客観的な、つまりしなやかな考え方によって、問題を解決できるようにしていくことを目指しています。

認知行動療法における「認知」とは、物事の受け取り方、考え方を指します。同じ事象でも、人により受け取り方や考え方が異なりますが、認知療法では「人によって違う認知」に注目することによって、気持ちや行動をコントロールします。

ここで問題になるのが「認知の偏り」です。下園さんがおっしゃったように、うつ状態になると普通の人とは違った、うつ病特有の偏った認知をするようになります。何をしても自信が持てない、成功しても「次はだめかもしれない」と思い込むなど、何もかもがマイナスの方向に思考が行ってしまいます。

読者の皆さんのために、精神科医・大野裕さんの『**はじめての認知療法**』（講談社現代新書）による分類を紹介すると、次のような「認知の偏り」があるといいます。

◎「認知の偏り」をチェックする

1 **思い込み、決めつけ**……自分が着目していることだけに目を向け、根拠が不十分なのに自分の考えが正しいと決めつけていないか。

2 **白黒思考**……物事を白か黒か、良しあしだけで割り切ろうとしていないか。

3 **べき思考**……「〜すべきだ」と現実を無視して自分の考えで心を縛っていないか。

4 **自己批判**……よくないことが起きると、何でも自分が原因だと自分を責めてしまいがちではないか。

5 **深読み**……相手の気持ちを一方的に推測して、そうに違いないと決めつけていないか。

6 **先読み**……自分で悲観的な予測を立ててしまっていないか。

これらは私自身、元気なときにも大半に心当たりがあり、反省させられるところですが、こうした偏りが出てしまうと、弱っているのに周りの人を遠ざけることにもなり、ますます追い込まれてしまいます。

ただ、これもあくまでも論理的に考え、自分を客観視したうえで思考を変えるにすぎません。本来は環境を変え、悩みの根本問題を解決しなければ、楽になれないのも事実でしょう。

「うつの4つの時期」を知っておこう

下園　そうですね。認知行動療法は、知っていると自分のメンタルを保つのに非常に役に立つものです。ただ、カウンセラーとしては、メンタル的に落ち込んでいる人が飛びつく際には、少し注意してほしい点があります。

というのも、認知行動療法の本を読むと、ひとりで今すぐ、試すことができて、効果もあるように思えます。メンタルが弱ってきている人の多くは、自分が弱ってきたことを自覚したくないし、人に知られたくない。自信回復の作業も、できれば人に頼らず自分ひとりでやりたい、できるはずだと思っていますから、こういう方法で回復できるなら願ったり叶《かな》ったりだと飛びついてしまう。

ところが、認知行動療法は、渡部さんの言う通り、自分の思考を自分で論理的にチェックして正していくという作業なのですが、これがうまくいくときとそうでないときがあるのです。

端的に言うと、第1段階の時なら、頭も回るし、感情的な思い込みも少ないので、認知行動療法がうまくいきやすい。ところが、第3段階になると、論理的な思考ができなくなり、うつ的な思考の思い込みも大変強くなります。こうなると、いくら「考え方を変えようと思っても、それができなくなるのです。ただ、論理的にこうあるべきだ、というのは理解できている分、本当にそう思えない、考え方を切り替えられない自分に、逆に絶望してしまうという結果になることが多いのです。

さらに具体的にうつの進行プロセスの中で、認知行動療法を試みるチャンスを提示したいと思います。うつ状態の進行プロセスに4つの時期があります。

◎知っておきたいうつの4つの時期

【第1期＝落ち込み期】

疲労が知らない間に蓄積し、極限に達するまでの時期。

【第2期＝底期】

疲労が限界に達し、活動はおろか、ひどい時には起き上がることさえできなくなってしまう時期。

【第3期＝回復期】

休養や薬の効果が出始め、徐々にエネルギーが回復してくる時期で、少しずつ動けるようになる時期。

【第4期＝リハビリ期】

エネルギー低下状態を脱出したものの、完全とは言えない状態で、しかも長く続くと考えたほうがいい時期。

このプロセスの中で、認知行動療法がうまくいきやすいのが、第1期と第4期なのです。ところが、一般的には、うつに陥った人は、第2期の底期、第3期の回復期に何とかその苦しさから早く逃れたくて、認知行動療法に取り組む人が多いのです。疲労の3段階の区分（52ページ）でいうと、まだ第3段階から第2段階に上がろうとするこの時に、認知行動療法に取り組むと、先に説明したように、逆効果になることが多いのです。

本当なら、落ち込みの少ない第1段階、つまり元気なうちに認知行動療法的に自分のこだわりの強い思考を緩めておくのが理想的です。これは渡部さん方式です。ところが、人は悩んでいないときは、なかなか問題意識をキープできず、根気強く行う訓練を続けられないものです。

現実的には、認知行動療法にベストのタイミングは、リハビリ期だと思っています。理性もかなり復活し、同時うつ的な偏った思考も緩み、さらに、訓練に取り組もうとする気力も復活しています。一方で、自分の思考を変えていかなければならないという問題意識も残っている時期。まさに、手ごわい自分の本来の性格（うつになりやすい思考）を緩める訓練に取り組むチャンスなのです。

渡部　実際にはどのように取り入れればいいのですか？

下園　クライアントにもよく説明するのですが、まず白黒思考などの「悪い思考」に陥ったとしても、それは「あなた固有のものではなく、症状であって、うつ状態になったら誰でもそうなる」と伝えます。

そして、なぜそうなるかというと、それは「感情のプログラムがあなたを守ろうとして、極端な考え方をさせているだけだ」と説明します。いわゆる防御本能的なものであって一時的なものであり、逆に言うと、あなたの人格や思考回路の本質自体が悪いということではないのです。

それが分かれば、「今のプログラムの誤作動（過剰反応）が収まれば、普段通りの自分に戻れるのだ」と安心できるでしょう。

渡部　なるほど、性格や人格の問題ではなく、うつ状態になったからこそ発生している症状に過ぎないと強調するのですね。私は普段の性格からして、「白黒ハッキリしたい」「〜すべき思考」で考えがちなので分かりませんでしたが（笑）。

下園　先にも触れましたが、人生を生きるうえで、確固とした価値観を持つことは、むしろストレスに強くなります。渡部さんのように普段から自分を客観視できている人は、そもそもうつになりにくいと思います。

ところが、そういう方でも、たまたま人生のトラブルが続いたり、体調が悪かったりすることでうつになることもある。そうなると、これまでうつを予防していた「強い信念」が、うつへの対処を遅らせてしまうほうに働くことがあるのです。そのような経緯で、たまたま重いうつになった人が復活するときに、先のうつ的思考を少し緩めておくと、健康に戻ってから、より柔軟な生き方ができるようになります。

修正のポイントは、いわゆる「中庸」のバランスを身につけることです。認知行動療法は欧米発祥ですから、「よい・悪い」とデジタルに判断しがちです。議論に慣れている欧米人は、思考と人格を分けて考えられますが、日本人は、自分の思考を否定されると、性格や人格を否定されたかのように受け取りがちです。ですから思考の修正は、今の思考と理想の思考のバランスをとって進めるのが安全です。

先のような説明をしたうえで、「白黒思考は、少しも悪くないよ。確かにピンチのときには、AかBかの選択をして、それに応じて行動しなければならないものね」「そうじゃないと、対処できないよね」「多くの選択肢を俎上《そじょう》に載せて検討する余裕がないもんね」と、その思考を認めてあげます。そのうえで「ただ、今はいつものあなた以上に少し極端に感じるよ。それがうつ状態なんだよ」と伝えます。

うつ状態になっているのだから、そういう思考になってもしょうがない。過剰に「認知」が働いて、余計な不安をため込み、必要以上に怒ったり、悲しみにくれたりしているでしょう、それは普段のあなたとはちょっと違うよね、と寄り添う。つまり**「うつ状態になると、極端な思考になるのも、もっと言えば死にたくなるのも、〝症状〟なんだ」と理解することが必要になります。**

このような態度で支援すると、クライアントも自分を責めることが少なくなり、警戒心が薄れ、逆に冷静に自分の思考を見つめ始めます。そこではじめて論理的なディスカッションをしていくのです。

渡部　なるほど、よく分かりました。

下園　うつ状態になり、もがいている人は魔法のように現状を解決できるものを求めています。しかし魔法の思考、魔法の治療法、魔法の薬はありません。認知行動療法は魔法のように映りますが、魔法ではなく、訓練なのです。訓練は時間がかかるし、根気もいる。そのことを理解しながら取り組んでほしいと思います。

また、ひとりでやりたいという気持ちは分かるのですが、ひとりでやるとどうしてもできない自分を過剰に卑下するサイクルに陥りがちです。できれば、このトレーニングのプロであるカウンセラーなどにサポートしてもらうほうが効果的だし安全です。

激務が続いているときこそ「瞑想」と「睡眠」

渡部　第4章でも触れますが、私は瞑想や睡眠を重視していました。たとえば陸幕勤務時代はかなり多くの仕事を抱えていて、翌朝までにペーパーを出さなければならない場面も多くありました。徹夜で作業するという同僚もいましたが、私はどんなときでも必ず眠るようにしていました。

寝ないで不眠状態で作業をしたり考えたりしても、絶対にいいものは出てきません。それよりも思い切って寝たほうが、自分の潜在意識が働いて、朝起きたらいいものが出来ているんだと解釈していました。実際、寝る前はうんうんうなっても出てこなかったアイデアが、寝て起きてみたらパッと思いついたりするのです。

そういうことを何度も経験していますから、自分の中にある顕在意識と潜在意識の2つをうまく使うことが大事だと考えています。

意識には潜在意識と顕在意識があります。意識を氷山にたとえると、水面上に出ている顕在意識は実に10％程度。残り90％は潜在意識として、水面下に隠れています。

悪いほうに働くと、「分かっちゃいるけどやめられない」になって、頭では「これ以上酒を飲んではいけない」と分かっていても、「飲みたい」という潜在意識に引っ張られて飲んでしまう。それだけのパワーがあるのだから、いかにいいほうに働かせられるかが課題になります。

私自身は実際にこうした考えに基づいて判断・行動することによって様々な問題を解決してきましたし、下園さんがおっしゃっている呼吸法を無意識の域にまでもっていく、というのも、私の潜在意識の考え方に通じるところがあるんだと思います。

下園　潜在的に自分に自信がある人は、自分の潜在能力を信じています。だからたとえ今すぐに答えが出なくても、ある程度努力を継続していれば、何らかの成長を感じることができる。「今寝ても、起きたあとの自分が何とかしてくれるだろう」という渡部さんの考え方も、潜在的な自信があるからこそです。ところがこの潜在的な自信を持つことは、結構難しいものです。渡部さんなりのコツはありますか？

渡部　潜在的な自信、確かにそうかもしれません。おそらくいろんな思考や体験が積み重なって今の自分があるとは思いますが、意外に思うかもしれませんが、先にも触れた「上手に逃げる」という思考が大きいかもしれません。

逃げる、休むという選択は「それをしてしまうと自分はダメになるのでは」とか「期日に間に合わせられないのではないか」と思ってしまいがちですが、実は「逃げる」「休む」ことによってよりよいパフォーマンスができることもあるのです。

意識にも2つあるように、神経にも交感神経と副交感神経がありますね。ストレスに接すると、交感神経が刺激され、緊張した状態になる。副交感神経が刺激されると、リラックスした状態になります。

このリラックス状態になるために、下園さんが教えてくれた呼吸法や、私が取り入れている瞑想、ウォーキングなどが役に立つ。そして副交感神経を刺激した状態で潜在意識に働きかけると、より大きな効果があります。

リラックスした状態で、「自分はできる」というイメージを持つ。「朝になれば、いいアイデアが浮かんでいるはずだ」と思いながら寝る。実際、私はこれでうまくいっていました。「潜在意識が働いてくれる」と、そう思えるかどうかも、「一度、逃げたけれどそのおかげで結果的に助かった」とか、「休んだほうがうまくいった」といった、経験の積み重ね次第かもしれませんね。

「ひとりで頑張らなければ」と思う人のためにこそ用意されたバディシステム

下園　メンタルに関するもうひとつの大きな誤解は、「自分ひとりで何とかしなければならない」「強い個人でなければならない」という思い込みです。先ほども認知行動療法のところで少し指摘しましたが、**多くの人がメンタル的に弱っていることを人に知られたくないと考えています。**しかし、他人に助けを求めてもいいし、頼ってもいいのです。

もちろん、強い信念を持って個人としての自分を強くすることも、渡部さんのような指揮官クラスの人間には必要です。しかし、特に自衛隊ではそうですが、何かを成し遂げるときにグループの力を使ったり、仲間、周りの人に助けてもらったりしていい。むしろ、そうでなければ大きな任務を達成することはできません。

たとえば軍隊組織ではよく**「バディシステム」**が取られています。経験の浅い隊員に少し上の先輩がひとりついて、あれこれと疑問に答えたり、生活のサポートを行ったりするのです。

私も防大でバディシステムの恩恵にあずかりました。入学してすぐに2年生の先輩と「対番」と呼ばれるバディを組みます。他の先輩からは厳しく防大生活の常識を叩き込まれますが、その中で対番の先輩だけはあれこれと相談に乗ってくれたり、「今はできなくても、いずれできるようになる。自分もそうだった」とか、しばらくたてば「ずいぶん成長して防大生らしくなってきたな」などと励ましてくれるのです。

ここで防大生は「苦しいとき、困ったときには人に頼ってもいい」ということを覚え、さらには「困っている人には自分から助け舟を出して支えてやる必要がある」ことを学ぶのですが、これは防大に限らず自衛隊に入ってからはもちろん、実はあらゆる組織において機能し得るシステムです。たとえば大病院では新人看護師を受け入れる際に、このバディシステムを使っていて、病院ではプリセプター（指導役）とプリセプティ（新人）と呼ばれています。

しかしこうした「**誰かに頼る**」**ことも、慣れていなければできません。**

そのためには、とにかく経験の回数を増やすこと。具体的には、訓練を積むことです。

第3章でも紹介しますが、メソッドをつくって、朝の挨拶からイメージトレーニング、「誰かに頼る」ことや対人関係の気持ちの取り扱い方、相談のしかたまで含め、毎日訓練したのもそのためです。

特に自衛隊は、毎日顔を合わせて仕事をしなければならず、有事には力を合わせて任務を遂行しなければなりません。こうした「慣れ」の蓄積が、「落ちにくいメンタル」を養うことにつながるのです。

渡部　こういうソリューションは、組織の中の人間関係を円滑にするうえでものすごく大きな影響を及ぼすんです。もちろん人間的な相性として「あいつとは話したくない」ということもあるでしょうが、それに対していかに対処すべきかを知り、実際に行動して慣れていると、全然違いますよね。対立関係に陥って、何もできず、エネルギーを浪費していては、ストレスを抱えるばかりです。

下園　本当にその通りですね。そのことで思い出すのですが、私たちを消耗させるのは、様々な感情であるということを、読者の皆さんにはぜひ理解してほしいと思うのです。特に不安、不満、怒りなどの感情は、とても大きなエネルギーを消費します。

仕事でも、単に言われたことを言われた通りにこなすだけであれば、それほど感情を消費することはありません。

しかし上司の指示がまちまちだったことで出たミスを、本人の責任だと言ってなじられたり、これが何度も続いたりすると、怒りが生じ、「また同じことが起きるかも」という不安も抱きます。さらにはそれを上司にぶつけずに我慢していると、さらにストレスになる。仕事をこなすだけならば消費する必要のなかった感情を、無駄に消費することになるのです。

対人関係では特に「無用な怒り」と「不必要な不安」による感情の無駄遣いが目立ちま

す。機嫌が悪い人、怒鳴る人が職場にひとりいるだけで、職場全体で無駄な感情の消費が発生しますし、「次は自分が叱られるのではないか」「また誰かが怒鳴られるのではないか」など、変なところに神経を使うので、仕事に集中できず、効率も生産性も落ちてしまいます。

パワハラ上司というのは自分が上から部下に圧力を加えることで成果が上がると勘違いしていますが、実際にはまったくの逆。むしろ仕事を滞らせたかったら、不機嫌で怒鳴りちらしていればいいというものです。しかし誰もついていきませんよね。

もちろん有事になれば、敵意は相手に向かいますから、元々それほど団結力のない集団でも何とかなる。しかし長引けば長引くほど、内輪揉めが生じやすい状態になってきます。何となく想像がつきますよね。

有事の際にストレスを与えてくる対象が敵ではなく、味方にいるとなったら、これは戦争に勝てません。だから軍隊は、「同じ釜の飯を食う」ことが大事になるんですね。

渡部　上下関係を超えて、隊員同士の関係は密ですよ。

下園　この人間関係の親密さは、対人関係で生じる不必要な感情の消耗を上手に避けている自衛隊の知恵だと思います。

自衛隊の知恵ということでさらに話を広げれば、自衛隊という組織の第一の目的は、身の危険を顧みず、時には命がけで任務を果たすこと。そのために重要なのは、隊員の信念を育てることです。基本的には「民主主義とは、そのうえでの愛国心とはこういうものだ」と指揮官が説明して、知識から感化していく方法が一つ。

もう一つは、感動的なイベントや指揮官の強烈な個性によって隊員を結束させる。「渡部さんのためならどんな命令でも聞く」と。後者は、いわば「仲間意識」の醸成です。「自分ひとりではなく、仲間がいて、その仲間が国のために頑張っている。だから、自分も頑張らなければならない」という意識を持つよう、教育されるのです。

そのための仕組みは、実は自衛隊には多くあります。柔剣道や射撃の腕を競う競技会もそう。ひとりひとりの技量の向上はもちろん必要ですが、競技自体は部隊ごとの団体戦で、みんなで協力して成果を出すことによって一体感を醸成しているわけです。

渡部　飲み会やレクなどが多いのも、それが理由です。私も特に若いうちは勤務に順応するために、誘われれば誘われるだけ飲み会に参加していました。もちろん、年をとってくるとその弊害も分かるようになるのですが（笑）。

酒におぼれて、アルコール中毒寸前になっている連中もいて、それは当然、指導対象になります。しかし明るい飲み会であるうちは、それぞれの人間性が分かったり、ポジティブになったり、隊員同士の距離感を近づける一助にはなるでしょうね。

下園　はい。自衛隊は集団の雰囲気の力を借りて、「みんなが頑張っているから自分も頑張る」という方向でモチベーションを保とうとしてきました。

市民の「ありがとう」だけで自衛官のストレスはかなり癒やされる

下園　さらに、「人のために頑張る」こともモチベーション維持につながります。だから自衛官が災害派遣に最もやりがいを感じる。訓練をしていれば達成感はありますが、自衛隊外の人から褒められることはまずありません。しかし災害派遣は直に、多くの国民から感謝の声をいただける。

派遣終了時には、多くの地元の方が手を振って「ありがとう」と言ってくれたり、子供たちが感謝の手紙を書いてくれたりします。これは自衛隊そのもの、あるいは隊員個人の自信にもつながりますし、かなりのストレスが癒やされます。

しかし自衛隊が海外派遣や災害で本当に命の危険がある任務に就くことが増えてくる

と、それだけでは足りない。中には海外派遣で危険な地帯に派遣される可能性が出てきた場合に、「もう自衛隊を辞めます」と退職した人たちもいました。しかしこれではいけない。有事に、きちんと国民のために働ける隊員を育てなければなりません。

そのためには戦争のスキル、つまり大砲を撃つ、射撃を正確に行うという部分に加え、信念を育てなければならない。渡部さんのような強い信念を平時から共有できていればいいのですが、全員となるとそう簡単にはいきません。

では**何が必要かといえば、メンタルヘルスを担当してきた私から見れば、それはやはり日頃からのメンタルケア（訓練）なんです。**

まず、本書でお伝えした疲労を上手にコントロールして、疲労の第1段階をできるだけキープすること。第1段階にいる人は大きな信念や合理的な思考法を聞かされると「なるほど」と感化されますし、前向きになる。これである程度ストレスに強くなります。しかしそれでも、戦場などの強烈なストレス環境に行くと、普段通りにはいかなくなる。これをどうするのか。そこで、日頃からのストレス回避・メンタルトレーニングが重要になるのです。

「来ないかもしれない有事」に備えて訓練を続ける組織にこそ必要な「予防的訓練」

渡部　第1章でも述べたように、「自分は正常だ、むしろ精神的には強い方だと思う」という人でも、将来的に予想を超えるストレスにさらされて、メンタルがダウンする可能性もあります。

有事に備えて、少しでもストレスを軽減し、メンタルをケアするためのノウハウを知っていれば、将来的に役に立つ。自分を救うことはもちろん、自分が上司になれば部下を救うことができるかもしれない。あるいは家族を助けられるかもしれません。

しかも下園さんのメソッドはとても簡単で分かりやすく、始めやすいことに特徴があります。そして続けていけば、メンタルが少し弱ってきても落ち切る前に回復させたり、メンタルダウン自体を予防することができる。やらない手はないはずなんです。

だから総監として、制度的に自衛隊の中で「予防のための訓練」を確立したかったのですが、残念ながらそれは実現しないままです。ただ、実際にやってみてどんな効果があったのか、成果や実感が残ったことには大きな意味があったと思います。

下園　予防というのは、予防医学もそうですが、ウケが悪いんです（笑）。なぜなら誰もが、実際にメンタルがダウンするまでは「まさか自分が」と思っているからです。

聞けば誰もが口々に「大事ですね」「やったほうがいいですよ」と言いますが、必要に迫られていない人は、そうは言ってもなかなかやらない。今困っているわけではないし、将来困るかどうかも分からないので、モチベーションが続かないからです。

しかし自衛隊は、「来ないかもしれない有事」に備えてひたすら訓練を行っている組織です。だから自衛隊で、メンタルケアの習慣化を定着させられる可能性は高い。あるいは自衛隊でメソッドとして確立したものができれば、それを外部でも実践して、あらゆる会社組織や学校で取り入れられれば、あらゆる人たちの生きやすさにつながるはずなのです。

自衛隊の階級制度は混乱によるストレスを防ぐためのシステム

渡部　その意味では、やはり自衛隊での経験を踏まえて実体験や論理から編み出した下園さんの対処法は、広く社会一般にも通用するものになっているはずですよね。

下園　「自衛隊メンタル術」という銘打った私のメソッドが、おかげさまで多くの読者から求められるのはそこに理由があると思います。

ただ、誤解もあって、それは「軍隊組織はとても理不尽で、ストレスフルなのだろう」というものです。だから「最もストレスフルな組織で編み出されたメソッドは、それよりはストレスの少ない民間で役に立つはずだ」と皆さんが思っている。**しかし実際には、民間のほうが自衛隊の何倍もストレスは強いと感じています。**

もちろん、震災や戦争という有事になれば、それこそ何十倍もの負荷はかかります。しかし平時には、それほどストレスはありません。自衛隊は有事仕様なので、実は様々な制度や約束ごとによって、ストレスを感じにくいシステムとして構築されています。

たとえば外から見ればストレスに感じるかもしれない階級制度。年齢や経験ではなく、階級によって発言権の順位から並び方まで決まっています。これは有事に指示系統が混乱しないように定められているのですが、平時にもこの階級という約束事があることで、「誰に指示を仰げばいいのか」といったような混乱は防げるのです。

重要な決定ほど、誰がどうやって決めるか、誰が実施するのかの決定にエネルギーを使います。お互いの命がかかっている場面ですから、誰が決めるのか、の決定は重く、大きなエネルギーが必要です。敵を前に味方同士で「誰が決めるのか」「誰が責任を取るのか」で揉めていたら、戦う前に消耗してしまいます。

だからこそ階級が必要で、ひとりひとりが自分に与えられた職務に邁進でき、組織としても作業効率が上がるという仕組みを、軍隊文化としてつくり上げてきました。

渡部　階級というのは、自衛隊にいないとなかなかその仕組みが分からないかもしれません。我々からすると、もはや当たり前で意識すらしない状態になっているのですが。

下園　それがまさに習慣化であり、教育なんですよね。少し読者向けに説明しておくと、自衛隊組織は階級が18級に分かれていて、制服には（そのルールが分かる人にとっては）一目でわかるよう、階級章が付いています。

お互いの名前を呼ぶときも「下園一佐」とか「渡部陸将」などと、必ず階級を付けて呼ぶ習慣になっています。民間では近年、部長や課長に対しても「さん付け」で呼ぶという習慣が広がってきていますが、自衛隊、あるいは軍隊の場合は採用しないほうがいいでしょう。見た目や年齢だけでは誰の指示を仰げばいいのか、誰の指示を尊重すればいいか分かりませんから、混乱をきたします。

一時期、中国の人民解放軍が平等の概念を取り入れて階級をなくしたことがありますが、うまくいかなかったのでしょう、すぐに復活しました。

また、階級があることで自分の意見が通らなくても「決まり通り、階級が上の人の意見が採用された」と考えることであきらめがつくこともあります。自分の所属する組織で何らかの問題が生じた際に、一隊員が自分の能力や範疇を超えた責任を過度に背負い込んでしまうことも防げます。

うつ状態になると「責任感」が暴走・迷走する

渡部 ものは考えよう、ですよね。第1章で紹介したような「自分さえもっと頑張っていれば、多くの命を救えたのに」という自責の念で自ら命を絶ってしまった隊員は、責任を過剰に背負ってしまったに違いありません。

下園 責任感は強いほうがいい、責任感がある人のほうが仕事をきっちりこなす、というのはある面ではその通りなのですが、強すぎる責任感は、ひとたび失敗に直面すると、強すぎる自責の念に変わってしまいます。

うつ状態になったときには、この責任感が異常な動きを見せることになります。心身ともに疲労困憊しているのに、「仕事を放りだせない」と言って休もうとしない。作業効率が落ちて仕事の進みが遅くなっているのに、それを取り返そうとさらに長時間、仕事をしようとする。

しかしうつ状態になっていると、疲れてしまって思うように体も頭も働きません。「自分はどうしてこんなにもできない人間なんだ、もっとできるはずだ」「誰かに丸投げして逃げ出すわけにはいかない」と悪循環に陥ってしまいます。

こうなるともう普段の責任感、とは違うものに変質しており、「逃げたら軽蔑される」「叱られる」「役立たずだと思われてしまう」というような強迫観念に近い感情にさいなまれることになります。

渡部　災害派遣で多くの遺体を目にして、ショックを受けて自責の念を抱え込んだ隊員も、同じような心境、状況だったのでしょう。

下園　これは隊員だけではなくて、たとえば災害で「家族や仲間の中で自分だけ生き残った」というケースでも自責の念を抱え込む場合があります。戦争でも「戦友ではなく自分が死ぬべきだった」「あいつが自分を助けてくれたおかげで自分は生き残ったが、あいつは死んでしまった」という思いを抱え込んだまま、戦後を過ごしてきた元軍人は少なくないでしょう。

私のようなカウンセラーの仕事もそうです。担当していたクライアントや相談を受けていた隊員が、自ら命を絶ってしまうケースもあります。そのときに過剰な責任感、自責の念を抱え込み過ぎて、「自分のカウンセリングが原因でそうなったのではないか」という思いに潰《つぶ》されてしまったカウンセラーも少なくありません。

そうした人の生死に関するような課題に直面した時、他国の人々は神との対話、信仰による救いを求めるケースがやはり多い。私が母校の防衛大学校の生徒にメンタルヘルス教育をした際に、防大に留学で来ているインドネシアやタイの学生に話を聞きましたが、彼らはストレスを感じたときには「神と会話する」と答えていました。彼らは帰国後、インドネシア軍、タイ軍の指揮官になる人材です。

日本では、なかなかそうはいきません。日本人学生の多くは、酒を飲む、スポーツをする、勉強に没頭するなどと答えていましたが、戦時にはなかなかこうしたストレス解消を行う機会もありません。神を信じ、ストレスを覚えたら神と対話する軍隊と戦った場合、日本は勝てるのだろうかと不安にもなりました。

だからこそ、信仰に代わる物語――つまり渡部さんが話してくださったような人生観や死生観のような、「物語」が必要なのであり、その手前で、日々のストレスを軽減し、あるいは回避するためのシステムとテクニックが有効になるのです。

渡部　まったくその通りですね。

「自由」がストレスの原因になることもある

下園　階級だけでなく、外から自衛隊を見た場合の一番の印象は「自由が制限される」ことがストレスになるのではないかという点だと思いますが、実は自由というのはあればあるだけストレスがなくなる、というわけではありません。

膨大な選択肢の中からひとつを選ぶのは、思いのほかエネルギーを使います。自衛隊には制服があるため、「職場に何を着て行こうか」「こんな格好では失礼にあたるのではないか」と頭を悩ませる必要はありません。選択と不安はセットで「これで大丈夫だろうか」という不安が、余計に感情や頭を疲れさせるのです。

服装だけのことでも、「ダサいと思われるのではないか」「安っぽいと思われるのではないか」「いつも同じ服を着ていると思われないだろうか」などなど、不安のシミュレーションをし始めるときりがありません。
また、自衛隊には民間企業のサラリーマンのように「業績を上げなければならない」「赤字になれば倒産する」「ノルマを達成しなければクビになる」というようなプレッシャーもありません。すべての隊員に、組織を円滑に動かすためのそれぞれの責任の度合いに合った役割が割り振られていて、特に新入隊員の場合は「言われたことをしっかりやる」ことを叩き込まれます。

渡部　分かりやすいところで言えば、敬礼の角度などもそうですね。まずは型通り、やるべきときにやることを教わります。制服の着方も決まっていて、当然ですが勝手に着崩したりしてはいけません。

下園　命令、規則に縛られているから、「自衛隊には自由がない、息苦しい、大変な組織だ」と思われるのですが、これは「訳《わけ》が分からなくても上官の命令や規則に従うこと」を叩き込むためにあるもので、慣れればむしろ、それに従っていれば問題は発生しないのでストレスを感じなくなっていきます。
自衛隊に入ってくる人、防衛大学校に入ってくる人もそれまでは自衛隊以外の人と同じような暮らしをしていて、命令や規則にそれほど縛られずに生活してきていますし、教師や親に何か言われても「どうしてそれをやらなければならないのか」と疑問をさしはさんだり、「やりたくないからやらない」と拒絶したりすることをしてきています。

自由が制限された状態で最も必要なのは上司・仲間との信頼関係

しかし自衛隊に入ると、それは許されません。命令された以上は、従わなければならないのです。しかも、その命令を完遂するためには仲間の力が絶対に必要です。そのため、上司との信頼、仲間との信頼関係の醸成が必ず必要になるのです。

この違いが「自衛隊は大変な組織。自由がなく、ストレスが多い」と思わせる最大の要因だと思いますが、むしろ組織における現代社会のストレスは自由であるがゆえ、序列を無視するがゆえに起きている場面も多いでしょう。

組織の方針、上司の指示であっても反感を覚えてしまい、それについて叱られる、あるいは部下が言うことを聞かない、など……。あるいは、協力すべき仲間がフォローしてくれない、抜け駆けされてしまうということもあるかもしれません。自衛隊では、それは規則によってできないシステムになっています。

パワハラやセクハラの事案、あるいは自殺者が出たなどという問題が、他の企業に比べてメディアに報じられることが多いので「過酷すぎる職場なのでは」と思う人も多いかもしれません。ですが、自衛隊は内部通報制度も含め、よく対処しているほうだと思います。もちろん完璧ではありませんが、以前からすればだいぶ改善されてきていますし、改善しなければという組織の意志も強い。

何よりも、一見、**ストレスフルに見える様々な制度も、自衛隊の場合は実は慣れさえすれば戦場でもスムーズに動くための合理的な組織づくりのために定められたものなのです。**

渡部　だからこそもう一歩、メンタルにまで踏み込み、しかも事前に備えておけるような仕組みが欲しい。組織として取り組める備えを持っておくべきです。備えあって憂いなし、はなにも災害だけではありませんからね。

下園　**普段訓練していないことは、有事には絶対にできません。メンタルも同じで、元気なときにできないことは、落ち込んでしまったらもっとできない。だから、日々の訓練が必要なのです。**

メンタルが安定してこそ自衛官は任務を遂行できる

渡部　私が考えていたのも、ある種システマチックにメンタルを健康に保つためのさまざまなメソッドや技術、習慣を普段から身につけておくことです。そのために、私が総監時代に下園さんにお願いして、部隊実験をしたわけです。具体的なノウハウを隊員に実践してもらい、その成果を理解してもらった上で、自衛隊全体の永続的な取り組みにしたかったのですが、なかなか難しかったですね。

下園　本来、自衛隊は訓練が得意ですし、隊員たちも訓練が好きなはずなのですが、これはその訓練に「やる意味がある」と自覚できるからです。国防という崇高な任務を与えられ、訓練を通じて自分の技量や部隊の力を伸ばしていく。実任務を意識するほど訓練に力が入るのは、目的がはっきりしていること、そして「訓練しておけば、有事の際に生き延びられる可能性が高まる」からです。

陸上自衛隊のホームページには「教育訓練は、陸上自衛隊に与えられた任務遂行能力を強化するための、最も重要な基盤」と書かれています。これはメンタルの訓練も実は同じで、隊員ひとりひとりのメンタルを守り、少し弱っても回復できる技量を身につけておくことで、戦力の維持ができますし、メンタルが安定していれば、任務達成のための高いパフォーマンスを発揮できる。

しかしこうした効果のあるメンタルの訓練も、強く関心を持って取り組もうとする幹部が何代か続かないと、習慣化まで持っていくのは至難の業です。訓練は「今困っているから実施する」ものではないことは、自衛隊は痛いほど分かっているはずですが、メンタルも同じだとはなかなか思えないのでしょう。

また、人手不足や任務の増加、安全保障環境の変化などで目の前の課題をこなすことに追われている状態なのも、腰を据えた対策がとれずにいる一因かもしれません。

しかし、渡部総監の下で行った「部隊実験」で、習慣化の意義、訓練の重要性がかなり分かりました。毎朝1時間、時間をもらって、部下を指揮する幹部クラスの50名ほどに集まってもらい、訓練をしてもらったのです。その訓練の一部は第3章でもご紹介しますが、人間関係を円滑にするメソッドや、パニックを鎮《しず》める呼吸法や姿勢、悲観的にならないように思考を保つための技術などです。

多くの人は、メンタルは「弱ってからカウンセリングを受ければいい」と思っているかもしれませんが、そうではありません。今まさに困っている人が読むための本や対処法は、医療的なものも含めて多くありますし、「メンタルケア」と聞いて多くの人が思い浮かべるのも、カウンセリングなどの方法でしょう。

そうなってから駆け込むところはあるのですが、実はそうなってしまうと人に相談しなくなり、一気に状態が悪化していく、メンタルがどんどん落ちていくのも実態です。

そこで私や渡部さんが重視したのが、まさに「日頃からの訓練」です。戦闘もそうですが、日頃から訓練していなければいざというときに対処できません。平時からの備えが必要です。

渡部　メンタルや人間関係にしても、実は同じなんですね。

第3章

「落ちにくいメンタル」を身につけるための実践

下園壮太

心の避難訓練は元気なときに実施しよう

第1章で、疲労の3段階についてお話ししました。

第1段階は、いわゆる「普通の過労」。第2段階は「『別人化』の始まり」、そして第3段階の「別人化」。疲労の蓄積によって、自分自身にどのような変化が起きてくるか、というひとつの目安です。

こうした客観的な指標を持っているだけでも、自分の状況を把握しやすくなるものです。第1段階でなるべくとどめよう、とか、第2段階になったら仕事を少し休もう、そして何とか第1段階に戻そう、などと心の避難計画を立てておくこともできます。

通常、人は第2段階、第3段階になってから不調を自覚し、何とかしようともがくようになります。私のところにカウンセリングに来るのも、多くは第2段階後半から、第3段階に至ってから。第2段階からは人と比べて「自分はできない」と思い悩んだりするので、ストレス対処スキル訓練自体が余計にストレスになることもあります。

また第2段階でより状況が悪くなれば、もはや誰にも相談できない、自分は世界にたったひとりであるという思い込みにとらわれるようになり、最悪の場合は自ら命を絶ってしまうことになる。

そうならないために、前もって「予防」することが重要になります。第2章でもお話ししたように、個人のメンタルそのものを鍛えることは難しい。しかし予防訓練によってストレス回避や平静を保つ考え方、技術を身につけることで、「落ちにくいメンタル」にしておくことは可能です。

この訓練はまさに体を鍛えるのと同じで、元気なうちにやっておかなければなりません。風邪をひいているときにマラソンをしたところで、筋肉も心肺機能も鍛えられないのと同じで、メンタルの技術を身につけることも、元気なときにしかできないのです。

そして自衛隊の場合、これを自分ひとりでやるのではなく、グループでやることも重要になります。戦闘訓練にしても、最初は個人の射撃の能力を高めることが求められますが、実際の戦闘では仲間の援護、支援が必要です。要するに、「自分が先に行くから、後方から援護してくれ」というたぐいのものです。

こうした訓練を自衛官は常にやっています。「団結」を掲げ、気持ちをひとつにして任務をこなすという訓練を日頃からしていますから、そうした元々の文化の上に「自分のメンタルについても、仲間と一緒に対処する」「自分の状態をきちんと話して、カバーしてもらう」こともしやすいのではないかという考えから、私は、自衛官用のストレス対処スキル訓練を考案してきました。

また、**メンタルを維持するためには助けるスキルだけでなく、助けてもらうスキルも必要で**、これも訓練のメニューとして含めました。

私のようなメンタル教官をしている人がいつでもどこでもすぐそばにいて、即座に助け舟を出せるとは限りません。少しでも自分でメンタルを整えておくことができる人、あるいはもし仲間のメンタルが落ちてきたら手を差し伸べられる人を増やしておくことが、個人にとっても組織全体にとっても重要になります。

「感情」は雰囲気、体感、時間、イメージで動く

このストレス対処スキル訓練では、行動を理屈で制御するというより、「感情」に上手にアプローチする方法を重視しました。というのも、通常の仕事では、問題を特定し、やるべきことを正しく認識し、責任を持って遂行するというパターンで対応しています。「社

会人として、そうあるべきで、いつもそうできる」という前提で社会が進んでいます。

ところが実際を見てみると、必ずしもそうではありません。理屈や倫理、法律やルールだけでは人は動かないのです。特に、ストレスが高まる戦場などでは、建前だけでは人は動かなくなるのです。

そういうときでも、自分をできるだけコントロールし、周囲とうまくやっていくには、理屈・論理だけでなく、感情を上手に扱うスキルが必要になるのです。

たとえば朝の挨拶ひとつとってもそうです。何も言わずに席につくか、笑顔で「おはようございます。渡部さん、今日もいい表情していますね」と声をかけるかでは、職場のコミュニケーションはまったく違ったものになります。相手がいい表情をしていなくても、そう声をかけられれば思わず笑顔がこぼれるということもあるでしょう。これは感情へのアプローチです。

理屈は言語とシミュレーションで動きますが、感情を動かすには、雰囲気、体感、時間、イメージを使う必要があるのです。つまり、アプローチを変えなければなりません。特に体感＝接触によって、人同士の警戒レベルはぐっと下がります。だからこそ、欧米では初めて会った人とハグや握手を交わすのでしょう。

日本では体の接触が少ない分、表情で相手の警戒を解く必要があるのですが、こちらもあまり得意ではありません。だからこそ、組織に一種の訓練として、感情へのアプローチを持ち込むことでコミュニケーションをしやすくし、結果的に個人個人のメンタルを守ることを考えたのです。

自衛隊のストレス対処訓練S-G-imの「対人関係技法」

そうした発想から生まれたのが、S-G・imです。

S-G・im（エス・ジム）とは「自衛官（侍）のための個人・小部隊用メンタルトレーニング（Samurai's Group and Individual Mental Training）」の頭文字をとったものです。疲労について理解し、そのケア方法について学び、練習し、さらにグループでのケア（頼る力）を身につけるためのものです。元気なうちに何度も反復練習し、「慣れ」をつくることを目的にしています。

S-G・imには、充実した生活を送るための心の管理法（疲労や感情のメカニズムを理解する）、日々のストレスケア法（具体的な疲労管理、感情コントロール法、落ち込みにくい信念や考え方の変え方の習得)、パニック脱出法(衝撃的な出来事が起こったときの対処スキル)、自信の育成(3つの自信の強化法)、コミュニケーション技術(人間関係のストレスを減らし、相互援助できる信頼関係を築く方法)の5つのジャンルがあります。

また、その中でも、第2章でも少しご紹介した**呼吸法、動作法(姿勢・脱力・ストレッチなど)、自己開示法、他者支援法、視点操作法、イメージ法を、重視すべき訓練としての6本柱**としています。

この中の他者支援法の訓練のひとつを紹介しましょう。

他者支援をするときにまず緩めておきたいの

S-Gimの5つの分野と6つの柱

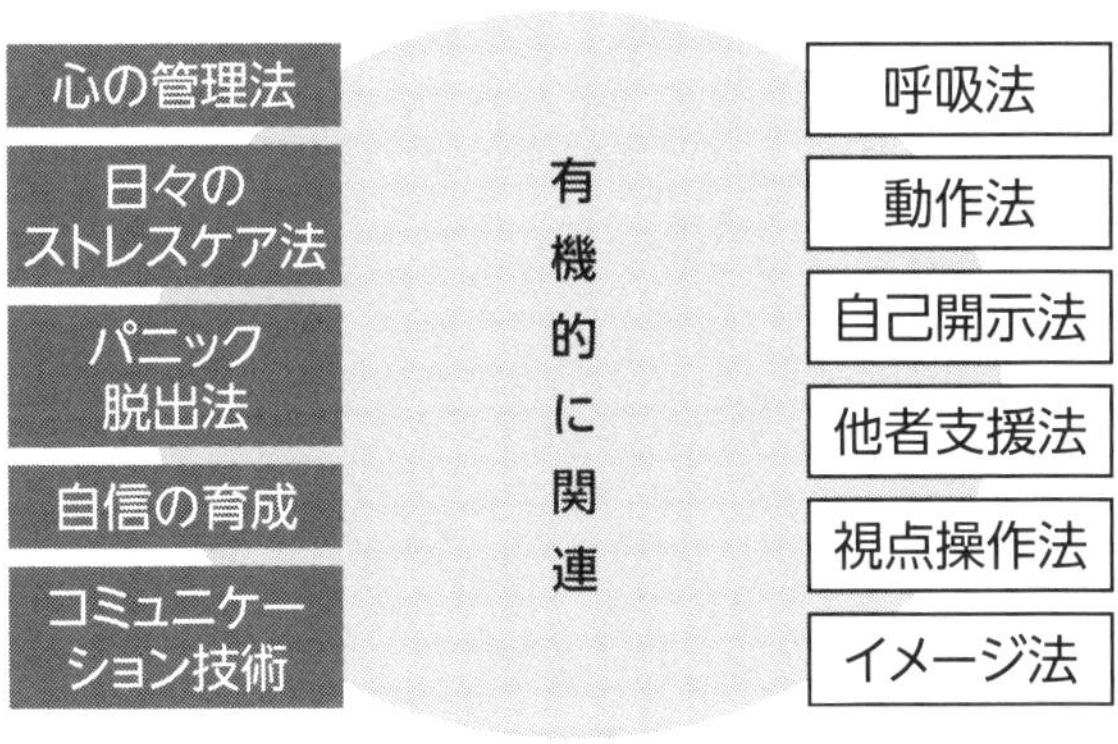

S-Gimで行う訓練課目内容

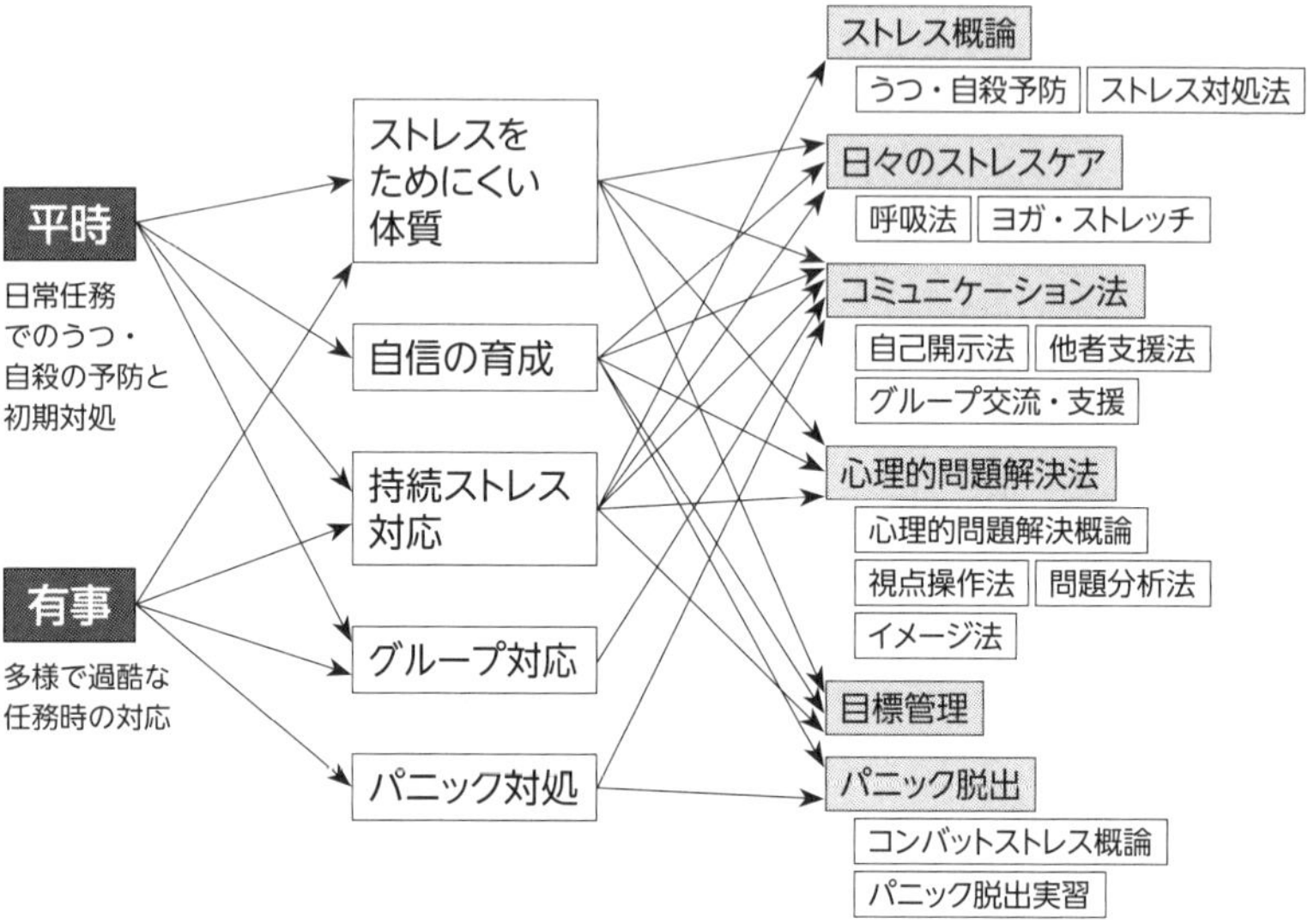

が、漠然とした対人恐怖です。日常生活ではなかなか意識することが少ないかもしれませんが、**人間は誰しも多少なりとも対人恐怖の本能を持っています。**

しかし自衛隊では仲間意識が任務遂行に必要なことから、人間同士の付き合いや関係性が密になるため、過度な対人恐怖を抱えていれば集団生活そのものがストレスになります。そしてストレスの段階が第2、第3段階になれば、その対人恐怖はより大きな負荷になってしまいます。

そこで、平時のうちに少しでも

恐怖を緩めておくことが非常に大切なのです。S-G-imでは、「人には多かれ少なかれ、対人恐怖がある」ことを前提に訓練するもので、「対人恐怖症を治すためのエクササイズ」ではありません。これにより、対人恐怖症の症状を持っている人も、そうでない人も、フラットな状態で相対することができ、それが対人恐怖のストレスはどうすれば軽減されるのか、といったことへの理解につながるのです。

◎人間のパーソナルスペースを知るための対人関係エクササイズA

① あなたとパートナー、2人1組で行い、10メートル離れて互いに向かい合って立ちます。
② あなたはそのまま立ち、パートナーはゆっくりと1歩ずつあなたに近づいていきます。
③ あなたがこれ以上、近づいてほしくないと感じたところで、手を上げます。

実験してみると分かりますが、人によっては3メートル手前で手をあげる人もいれば、1メートル以内の距離でも平気だという人もいます。これをパーソナルスペースといいますが、**パーソナルスペースに侵入されると、誰もが理屈ではなく本能的に、危険や違和感を覚えてしまうのです。**

これを理解できないと、「なぜあいつはむやみやたらに近づいてくるんだろうか」とか、「近づくと距離をとられるが、避けられているんだろうか」と考えてこれがストレスになってしまいます。しかし、人によってパーソナルスペースの距離に違いがあることが分かれば、相手を理解する一助になりますよね。

ではその距離をどう詰めて、対人恐怖を薄くしていくのか。とにかく「何かをしながら近づく」と、案外嫌な感じを意識せずに距離を詰められるようになります。たとえば、話しながら近づく、笑顔で近づく、相手のある一点（ネクタイピンなど）を見て近づく、歌いながら近づく、映画俳優のように近づく、握手するつもりで近づくなど、何が効果があるかは、人によってかなり違いがあるので、それぞれの人で見つけ出してもらうのです。

まずは会話をしながら笑顔で近づくケースと、ぶすっとした顔で黙って近づくケースを実践してみます。当然、前者のほうが不快感は軽減されます。これを習慣化することで、自分も楽になり、職場の雰囲気もよくなりそうだということを、体感してもらうのです。

また、毎日「挨拶しながら、笑顔で近づく」を練習すると、次第に人に対する「慣れ」ができてくるのを感じられるようになります。

この対人恐怖を緩める訓練ひとつでも、いろんなバリエーションがあります。通常は、嫌だという感覚が小さい、つまりストレスの小さいものから始めて、次第に高ストレスの訓練や複数の人が関わる訓練にもチャレンジしていきます。

◎仲間の心強さを感じるための対人関係エクササイズB

①3人1組で行います。あなたは1人に自分の横に立ってもらい、もう1人は10メートル先に立ちます。

②向こう側の人が、あなたたち2人に向かって1歩ずつ前に進みます。

③あなたがこれ以上、近づいてほしくないと感じたところで、手を上げます。

すると、ほとんどの場合、2人並んでいたほうが、「これ以上相手と近づきたくない」と感じる距離が、1人でいるときよりも縮まります。

さらに、2人組の位置関係を変えて実験（体験）してもらいます。2人を並列でなく、前後に置く場合。また前後でも、後ろの人が前の人の背中を手のひらで支えるようにする場合、後ろの人が、「大丈夫」とささやいてくれる場合…。

つまり、「こちら側にもうひとり、誰かがいてくれる」と感じることによって、かなりの心強さ、安心感を覚えることができる、ということを実際に体験してもらうのです。これらは理屈ではなく「イメージ」や「体感」を通して納得するものなのです。

同じエクササイズでも、人を変えて何度か実施すると、慣れの感覚が出来上がってきます。その中で、何らかの気付きをひとつずつ身につけて、「仲間がいると安心する」「私はたったひとりではない」「2人だと、ひとりでできなかったことが、できるようになった」という感覚や自信を養っていくことに意味があります。「これ以上近づいてほしくない」と感じていた距離が、仲間と2人で歩いただけで実際に縮まることを経験することは、案外大きな体験なのです。

1回のエクササイズごと、必ず参加した仲間で「振り返り」を行います。というのも、スポーツなら相手の動きやボールの行方などの結果が目に見えて分かりやすく、自分自身でもフィードバックを得ることができるのですが、メンタルトレーニングの成果は、心の中の変化なので、自分しか分からないのです。せっかくの自分の変化を、仲間とシェアし、他者と喜びを分かち合い、他者にも気付きのヒントを得てもらうのです。

少人数のグループで行う「振り返りエクササイズ」

もうひとつ、簡単にできるエクササイズをご紹介しましょう。それは「振り返りエクササイズ」です。自信の育成を主体とした視点操作、自己開示訓練です。

◎自己評価が上がる振り返りエクササイズ

① 職場の3人以上5～6人でグループを作ります。
② 1人ずつ順番に、昨日の出来事の中で「よかったことを3つ」「悪かったことを1つ」「改善したいことを1つ」発表していきます。
・「よかったことを」発表したら、発言者を含む全員で拍手をします。
・「悪かったこと」を発表したらみんなでうなずきます。
・「改善したいこと」を発表したら全員で拍手をします。
・グループのメンバー全員が同じように発表します。
・時間に余裕のある場合、1人の発表が終わったところで、聞いている誰か（全員でもOK）が発表者に「前向きのコメント」をします。短く褒める練習にもなります。

これを続けていると、話の内容は職場のことだけではなく、家庭や趣味の場などにも及びます。それによって、職場だけでは分からない、同僚のプライベートの姿が垣間見えてきます。

最近は「プライバシーに配慮せよ」という意識が高まってきたことで、同じ職場の人間でもお互いの私生活に立ち入らない、無理に聞かない、「早く結婚しろ」「子供はまだなのか」などデリカシーのないことを言わない、というのが職場のルールになってきています。

確かにプライバシーへの配慮は大事ですが、一方でそのために、一緒に働いている人の人間性が見えなくなり、これがストレスのもとになることもあります。それをカバーするために、この「振り返りエクササイズ」をすることで、自分のことを話し、相手のことを聞く機会を人為的につくり出すことで、相手の価値観や行動が見えるようになり、コミュニケーションがとりやすくなるのです。

1項目につき2分くらいの時間で話すといいでしょう。ただ、5人でやると30分ほどかかってしまいますので、使える時間によって、ただ項目を短く発表するだけでも、それなりの効果があります。

また、**他者の発言に対し、前向きな言葉をかける練習をすることで、「相手の気持ちを**

察する」「短く褒める」経験を重ねることにもなります。他者を適切に支援するにも、やはり練習が必要、ということです。

このエクササイズで、「よかったこと」を3つにしているのにも理由があります。人間はどうしても、不快なことほど忘れないようにできています。というのも、不快な状態は快適な状態に比べて、命の危険に直結するからです。

これも生物としての本能ですが、暑い、痛い、苦しいといった不快な刺激というのは、ともすれば生物としての人間の生存そのものを脅《おびや》かしかねません。忘れてはいけない刺激だからこそ、強く頭に残ってしまうのです。特にネガティブな思考にとらわれている人でなくても、人間は誰しも不快を多く認識し、快適なことはすぐに忘れてしまうものなのです。

いわば、生き物としての人間の機能ですが、ことメンタルに関しては不快なことばかり覚えていることがマイナスにも働きます。

そこで、まずは「よかったことを3つ」挙げることで、気持ちや思考をポジティブな方向へ切り替えることが重要です。これは本当に些細なことでかまいません。昼食がおいしかった、電車の乗り換えがスムーズだった、帰りの信号機がみんな青だった、などでいいのです。あるいはうまくいったこと、誰かから感謝されたことなど、こじつけでもひねり出すことが重要です。

思い浮かんだものを意識して口にすることで、「自分はこういうことに喜びやうれしさを感じるのだな」と自分を振り返ることにもなりますし、記憶として定着しやすくなります。

さらには、発表したことで他者から拍手を受けるという経験も、メンタルや脳にとてもいい効果があります。

ほとんどの人は大人になってから「拍手をもらうこと」を経験したことなどないのではないでしょうか。はじめは「これが何の役に立つんだ」とか、「拍手されるなんて気恥ずかしい」という気持ちになるかもしれませんが、実際に拍手を受けると、それはとても嬉しいもので、自然に笑顔になり、気分が盛り上がって何となく自信もついてくるのです。

また、人の特性としてどうしても悪いことが思い出されるのなら、いいことだけ3つで、十分、わざわざ悪いことを思い出す必要はないのでは、と思うかもしれません。

ただ、あえて悪いことを1つ挙げているのは、真面目な人ほど自分に厳しく、「本当は嫌なこと、乗り越えなければならないことがあるのに、そこから目をそらして、よかったことばかり思い出しているようでは、自分が成長しなくなる」と感じる人が少なくないからです。

そこで「悪いことを挙げる」といっても、単にネガティブな感情を垂れ流し的に吐露するのではなく、1つだけ選び、さらに、そのことに対し、「どう対処するか」のほうを考えてもらうのです。

これがエクササイズの中の「改善したいこと（もしくは学んだこと）を1つあげる」という要素にもつながります。悪いことをそのままのイメージで記憶に残しておくと、不安のスイッチが入ったままになってしまい、疲れてしまいます。

しかしそれに対して「明日はこうするぞ」「次はうまくやるにはどうしたらいいか」と少しでもイメージできれば、具体的な対処の目標ができるので、不安が低減します。「いいこと3つ、悪いこと1つ」というバランスも重要です。

先述の通り、人間は現状をマイナス面を多めに見てしまうものです。社員が集まってお酒を飲んでも、出てくるのは愚痴ばかり。「うちの会社はいい組織だな」「上司は素晴らしい人だ」という話が出ることはまれではないかと思います。

また、日本人的謙遜の部分もありますが、家族を手放しで褒める人は少なく、「うちの嫁さんはどうも……」とか「夫が家事を何もしてくれなくて」という不満や愚痴のほうが次々に出てきてしまうのです。愚痴を吐き出してすっきりする、という面も確かにありますが、そればかりやっていると「悪いこと」ばかり思い出して、吐き出したつもりが「定着」してしまう可能性もあります。だから「飲むと毎回同じ愚痴」になってしまう。

振り返りエクササイズも、普通に過去を振り返るだけであれば、ダメだったことばかり浮かんできてしまう可能性が高いものです。そこで、あえて「よかったこと3つ、悪かったこと1つ」と数を決めて発表してもらうことで、**「少なくとも数の上では、いいことのほうが多かった。だから全体的には昨日はいい日だった」という記憶を脳に定着させるのです。**

これは周囲の環境や他人の行動について感じる現状評価だけでなく、自分のパフォーマンスや仕事ぶりを評価する自分評価にも使えます。

自己評価、目標設定、行動は「0か10か」ではなく「3〜7の間」で

ある日、振り返りのエクササイズ中に「昨日大失敗をしたので、正直なところ、よかっ

たことなんて1つもない気分なのですが……」と話し始めた参加者がいました。それでも彼はルール通り「よかったこと3つ」をなんとかひねり出して発表しました。それに対して周囲の人は様々な意見や感想を言って拍手をします。彼は最終的に、「さっきまでは、ダメが100%でしたが、このエクササイズをしてみたら、それほど悪いことばかりではなかったことに気付きました。他の参加者の感想を聞くうち、『些細なことでも、よかったことにカウントしていいんだ』と思えた。よかったこと7、悪かったこと3くらいでもいいのかな」と、自己評価を修正しました。

このエクササイズを見ていたとき、やっぱり「7：3」というのは、絶妙なバランスなのだなと再確認したのです。「よかったことが7」「悪かったことが3」というのは、「けっこう自分はやれている」「でも努力の余地はある」という割合で、最もモチベーションが維持できるバランスだと思います。自己否定に陥らず、しかも努力も怠らず、努力が無駄だと感じずにすむ割合。7：3は焼酎のお湯割りだけではない、マジカルな割合なのです。この「7・3」は、自己評価だけでなく、行動につなげる目標設定にも活用できるのです。この場合「7：3」ではなく、「7〜3」と表現しています。

たとえば、会社でつらいことが続き「会社を辞めてしまいたい」と悩んでいる人がいた

目標設定の7〜3バランス

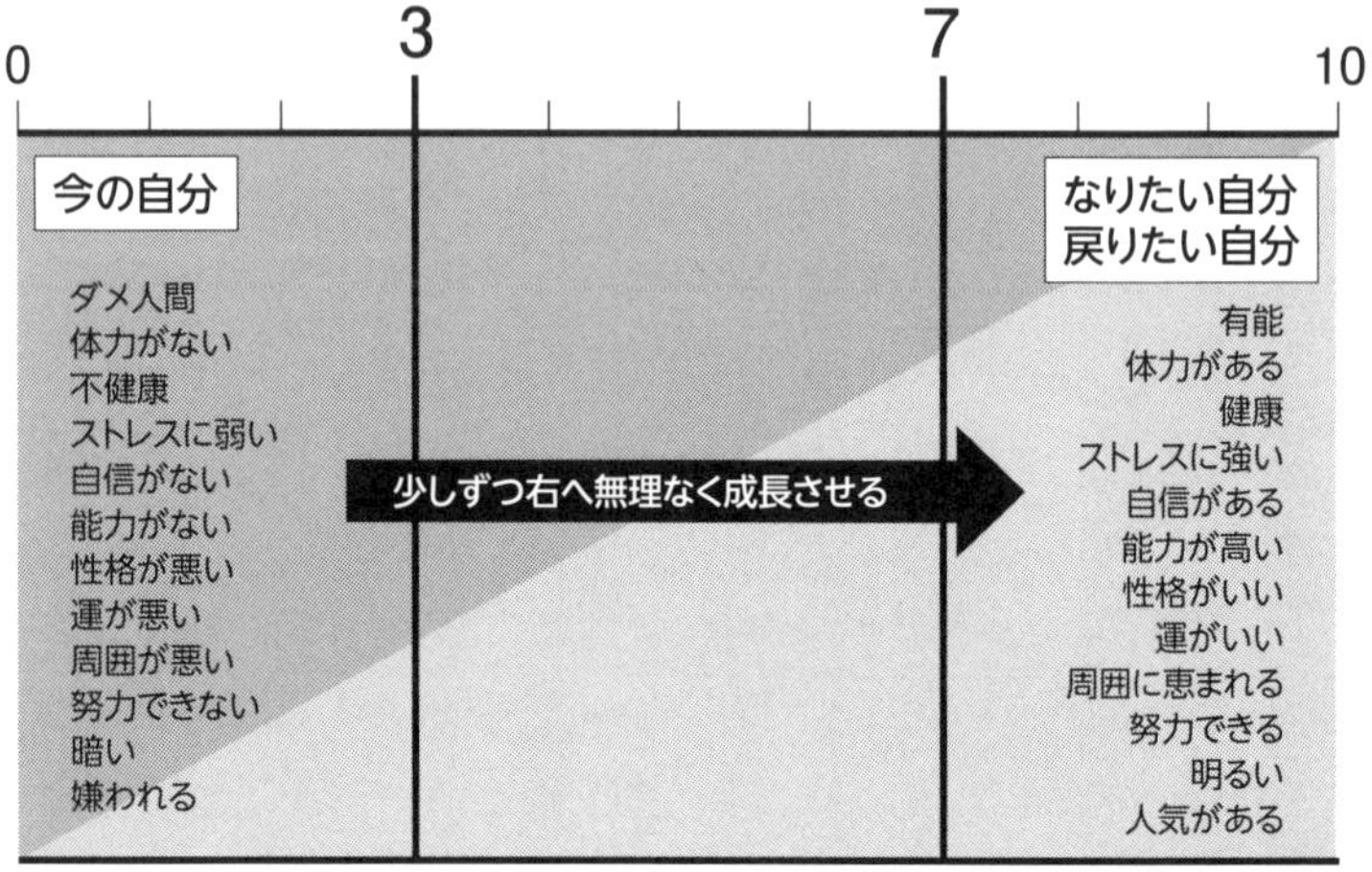

とします。「辞める」を10、「辞めない」を0として考えてみましょう。「どちらかしかない」というのは「0か10」の2者択一型の目標設定です。

私たちは疲労の1段階なら、2つの案の利点と欠点を理性的に比較・シミュレーションして、一つを選択できるものです。ところが、疲労の第2・3段階になってくると、ネガティブな感情が2倍・3倍になり、どちらの案もとても否定的に感じてしまうのです。そうなると、行動できなくなります。すくんでしまう、と私は表現しています。

そのような思考・行動の膠着状態に陥ったとき、「7〜3」で考えて、行動してみるという方法が効果的なのです。

先のつらい会社の例でいえば、今すぐ辞めるのも辞めた後の不安は大きいし、かといってこのまま会社に残るのはもっとつらい、という状況でも「0か10」の2択にはせず、7~3の間を「目標」と設定して、この間あたりに収まるような行動をするようにするのがいい、ということ。たとえば、「しばらく様子をみる」を真ん中の5と考え、「人事部に相談してみる」を3、「転職サイトに登録する」などを6、「実際に転職の面接に行くこと」を7あたりと考えるのです。

こういうかたちで目標を設定して行動していくと、いきなりすべての問題が解決するわけではありませんが、衝動的に極端な行動をとってあとからつらくなることも少ないでしょうし、すくんで「何もできない日々」のつらさだけを感じ続けることも避けられます。「3~7」なら、すぐに退職するという極端な決断をしなくても、少し動いて、自分を含めていろいろ変化していく状況の中で、次を選択する、という流れをつくれます。行動している限り、絶望的な感覚にはなりません。「3~7」の間で、努力や工夫や知恵を使って「一番いい方法」を探り続けるのです。

「3~7」の目標設定・行動の方法は、「常に完璧、100点満点を目指すと苦しくなるので70点くらいを目指せばいい」という意味とちょっとは違います。たとえば自分を変えようとする場合にある目標を立てるとき「けっして最初から8や9や10を目指さない」と考えるのです。これは、「70点でもいい」ではなく、「80、90点を目標にしてはいけない」のです。

「目標は高いほうがいい」と思うかもしれないし、高い目標を掲げて頑張ることもけっして悪いことではありませんが、特に自分を変えようとする場合、新しい自分、理想の自分の方向に80点以上を目指して変化するということは、今までの自分を否定することにつながるからです。今までの自分も大切な自分で、現実にこれまであなたの人生を支えてきた実績のある自分。だから、急に80点以上の目標の方向に変化すると、いわゆるリバウンドが起こってくるのです。何でもかんでも、80点以上を目指さないことが、自分の心を守るためのバランスには必要なのです。

プライベートを尊重しながらも「無関心」にならないことの大切さ

職場での生産性向上や効率主義を重んじる場合、「成果に直結しないエクササイズ」は軽視されがちです。

しかしなかなか普段は話さないプライベートの情報を知ることで、「あ、課長は今お子さんが受験で大変なんだ」とか「職場だけでは分からなかったけれど、ゴルフが好きなんだな」といった人間性がエクササイズの中で少しずつ見えてきます。これによって、仕事上も様々な配慮ができるようになり、結果的に仕事は円滑に、人間関係も円満になりやすくなるのです。

私がいた職場では、必ず「振り返りエクササイズ」を取り入れていました。朝の朝礼が終わった後の20分間、5人が1つのグループになって、昨日の一日について、それぞれよかったことや悪かったことを話すのです。

ある時期、その5人の中に対人関係の構築が苦手そうなメンバーが2人いたのですが、そういう時こそ、このエクササイズの出番です。仲間意識を醸成するために毎日このエクササイズを実施していました。

あの2人はうまくいかないのではないか、という周囲の予測を裏切り、2人ともとても穏やかに過ごし、時には協力するような関係になってくれて、私自身もほっとしていたところでした。

ところが、半年ほどたった頃、私が急に転勤になったのです。先の問題の2人のうちのひとりが、リーダーとなったのですが、残念なことに、朝のエクササイズをやめてしまったらしいのです。2カ月後には、例の2人が職場でかなり深刻な対立状態になってしまっているという噂を耳にしました。

繰り返しになりますが、現代社会は価値観が多様化していますし、プライバシーにも厳しくなっています。職場では家庭のこと、プライベートのことを聞き出すべきではない、というのがある種のマナーになりつつあります。

さらにはLGBTQなど、外から見ているだけではなかなか分からない内面の問題も複雑化しています。その際に、「個人の自由だから触れてはならない」と、何もせずにただ距離をとり、そのままの状態で組織として同じミッションに邁進させるというのは至難の業です。

過剰に仲良くしたり、プライベートな問題に踏み込みすぎる必要はありませんが、グループ内での意思疎通を図れる程度には、互いを知っておく必要はあります。その際「振り返りエクササイズ」のような方法論は、有効です。ところが、その効果は、人間関係が悪くなって初めて実感できるものです。うまくいっているときは、「あのミーティングは時間の無駄だよね」と感じられやすいものです。しかし、価値観が多様化している現代では、良好な対人関係は、努力しないと得られないものになってきつつあるのです。一見、無駄のように思えても、人間関係の維持には「必要経費」であると理解すべきだと思うのです。

このような「振り返り」のミーティングは、自衛隊だけでなく、各職場であっていいのではないでしょうか。

メンバーが大切にしていることを知るための「今日の目標」エクササイズ

忙しさの中で、「振り返りエクササイズ」が難しければ、「今日の目標」を発表してもらうという方法もあります。通常、職場で発表する「目標」は仕事に関するものになりがちですが、ここでは仕事、健康、成長、人間関係、楽しみという5つのジャンルについて1つずつ発表してもらうスタイルにしています。

◎仕事だけにこだわらない今日の目標発表会

①数人のグループをつくります。
②ひとりずつ「今日の目標」を発表します。
③発表者は自分の手を見ながら「親指は仕事」「人さし指は健康」「中指は成長」「薬指は人間関係」「小指は楽しみ」というルールで、それぞれ1つずつ挙げていきます。
これも、時間があれば、他者からコメントをもらいます。


手の指に関連付けるのは、いつでも項目を思い出せるようにするためです。

私たちは仕事で忙しくしていると、目標といっても短期的な仕事上の成果を上げることにとらわれがちで、長期的な健康や人間関係をおざなりにしてしまうことがあります。また、楽しみも「仕事が終わるまでは」とあと回しにしてしまいがちです。

しかしこれはストレスをため込みやすい状況を作ることと同義ですから、とにかく毎朝、仕事以外のことにも意識を向ける。そしてみんなの前で発表することが大事なのです。達成していなければ仲間から「先週と同じことを言っている。健康の目標、ぜんぜんできてないよ！」と言われてしまいますし、自分でも「確かに気持ちが仕事にばかり向いていたな」と自覚することができるのです。

また、プライベートな目標には、その人が大切にしている価値観が表れます。それを共有することで、お互いへの不必要な警戒心を緩めるきっかけにもなるのです。「あの人は訓練は厳しいけど、孫のことになると甘々だな」とか、「意外に奥さんを大切にする人なんだな」「そんな趣味にはまっているんだ…」などと、その方の人間らしさを感じやすいのです。

このような情報があると、自然とメンバー同士の会話が増えていきます。当然仕事のしやすさにも好影響が出てきます。

また、自分の内面やプライベートを打ち明けることは勇気がいります。しかし、平時から訓練しておくことで、第1章で取り上げた災害派遣時の解除ミーティングなどでも、自分の気持ちを仲間に打ち明けやすくなる。相手の話を聞き、どんな声をかけるべきかが分かってくる。結果、自分や仲間のメンタルを「落ちにくい」状態に保つことができるのです。

「ポジティブシンキング」より有効な「いいところ探し」

もうひとつ、元気なうちに習慣化しておきたいメソッドをご紹介しましょう。それは「いいところ探し」です。

◎習慣にすると気持ちいいことがどんどん増える「いいところ探し」エクササイズ

1秒に1つのペースで30個、**「楽しいこと」「美しいもの」「心地いいこと」**を口に出していくだけ。1人で試してもかまいませんが、通常は少人数グループで行います。

目についたもの何でもかまいません。とにかく何かを褒めるとか、あるいは楽しいこと、美しいもの、面白いこと、心地いいことを何も考えずにとにかく30個、1秒間に1つのペースで次々に口に出す、という練習です。口に出して行うと、効果が高まります。

楽しい、美しい、面白い、心地いい、だけではなく、「いい匂い」「誇らしい」「感心した」「きれいな色」「手触りがいい」「ほっとする」「ありがたい」など、どんな小さなことでもかまいません。「湿度が少なくて気持ちいい」「雨の日が好きだ」「傘の大きさがちょうどいい」「ベランダの花が咲いていた」「缶コーヒーがうまかった」「ビールが冷たくてうれしい」「子供が公園で楽しそうだった」「ひいきの野球チームが勝った」「好きなタレントがCMに出ていた」「コンビニ弁当がリニューアルしていた」とか、もう本当に何でもかまわないのです。

1秒間に1つ、いいことを意識し、かつ口に出し続けるというのは、慣れないと結構難しいものです。

このメソッドをやっているうち、みんな口々に目に入ったものに対して「このペットボトルのパッケージの青色がきれい」とか「文字のバランスがいい」「商品名が目立つ」など、普段なら目に入ってはいても注目していないものを次々に挙げ始めます。そんなものでいいのかな、と思うかもしれませんが、実はこれが重要なのです。

普段から見ているペットボトルのパッケージは、当然のことながらデザイナーが何案ものデザインを作成し、お店での見栄えや商品のイメージと合っているかなどをメーカーが十分に検討して商品化していますから、「十分に素晴らしいもの」のはずです。

しかし普段は、あえてそれを意識することも褒めることもなく、スルーしてしまってい

る。つまり、見ようとしていないから、「快適な刺激」として入ってこないのです。

本当は特に危険な状況でもないのに、快適な刺激が入ってこないから、何となく不快なまま。不快な刺激ばかりだと、動物はどうしても危険を警戒し、緊張してしまうのです。これは実にもったいないことです。ぜひ周辺にあふれている快刺激に気付き、それを心の中に入れて、心を安定させたいものです。

「いいところ探し」は「自分には困難を乗り切る力がある」「自分の身にはいいことしか起こらない」と考えるポジティブシンキングとは異なります。ポジティブシンキングもいいときはいいのですが、何でも無理やりに「大丈夫」と思い込むことは、どうしても心の奥底での抵抗があるものです。

一方、「いいところ探し」は、今あるありのままを率直に見つめるだけで、**世の中にはこんなにも素晴らしいものが存在していると認識し、脳に快感を認識させる訓練です。そこに「事実を捻《ね》じ曲げる」意図は存在しません。**だからこそ受け入れられやすいのです。

この「いいところ探し」は、慣れてくると、次々に「あれも」「これも」と挙げられるようになります。

ところが、実際に試してみるとかなり個人差や気分差があることも分かってきます。気分が少し下がっている人は30個挙げるのが難しくなり、うつ状態になりつつある人、疲労の段階で言えば第2段階、第3段階になると、3〜4個挙げるのがやっと、という状態になります。この差は本人も愕然とするほどのもので、逆に自分が第2段階になっているのをこのエクササイズで気付くことも少ないのです。

ただ、これも考えてみれば当然で、落ち込んでいる時には空の青さや、樹々の緑のみずみずしさにはなかなか目が向かず、気分を反映して世界までもがどんより曇った状態に認識されがちです。何を見ても感動しない、どんなこともマイナスに捉え、不安や不満ばかりが積もっていくことになってしまいます。

そんなときこそこのトレーニング、と思うかもしれませんが、まったく逆です。**第2段階、第3段階のときは、このトレーニングはお休みします。いくらいいところを見ようとしても見られない今の状態を受け入れましょう。**不快だと認識している環境から離れ、休憩をとるべき時期と認識してください。

いいところ探しは、第1段階限定のエクササイズです。元気なときに、より元気になる。あるいは、いい刺激への目を養っておいて、第2段階が近づきネガティブ視点になりそうなときに、少しでもそれを遅らせる、ためのものです。

普段はストレス源としか思えない同僚や上司にもいいところは（1つくらいは）あると思えれば、印象も変わってくるかもしれません。「ちょっと疲れたな」と感じるぐらいの時に空を見上げて、「きれいだな」と思えれば、心は少し軽くなるものです。

「いいところ探し」の訓練が進んできたら、今度は「自分のいる部隊（組織）のいいところを挙げる」「上司や同僚に対して挙げる」と条件を付け、さらには「普段、苦手だと思っている人のいいところ」を挙げる訓練もします。段階的に行うことで、徐々に身についてくるからです。

「恐怖」よりも「不安」が心のエネルギーを消耗させる

本章ではここまで、組織の中での人間関係を円滑にし、ストレスを感じにくくするための訓練をご紹介しました。ここからは、個人個人の心や頭の中で、どのように不安や危機に対処すべきかという方法をご紹介したいと思います。

S-G-i mの中でも、より日頃の自衛隊の訓練に近いかたちで行ったのが「不安対処訓練」です。

自衛隊の演習では、敵（対抗部隊）を想定し、それにどう対処するかというシミュレーションを行います。不安対処訓練も同様で、自分にとって不安に感じる状況をイメージし、その対処法を訓練する、というものです。その対処法には、これまで紹介してきた呼吸法や姿勢、視点の変換などの技術も含まれます。

危機に遭遇したら、通常はその場を離れる、つまり避難する、逃げることが求められますが、自衛官の場合はむしろ危機に突っ込んでいかなければなりません。特に戦場という場面になれば逃げることは許されず、しかし心はパニック状態になり、こうなるといつもできることすらできなくなってしまいます。

しかしこうした場面でも、いやこうした場面でこそ、平常通りの思考を働かせることが重要になります。そのためには、**あらゆる段階の不安に対して、普段から自分がどう感じ、そのときどうすれば気持ちを落ち着かせることができるのかを、前もって知り、その方法にある程度慣れておくことが必要です。**

不安対処訓練で最初に取り組む「不安」の度合いは有事のように大きなものではなく、個人的に抱えている日常的な不安です。仕事の不安から家庭の不安、健康不安まで、それぞれの段階があると思いますが、**「不安」は「恐怖」以上に大きなエネルギーを消耗します。**

というのは、「恐怖」は強烈な感情ですが、一方で持続時間はそれほど長くありません。一方、不安は持続性があり、状況が収まるまで不安な状態が継続します。その間「大丈夫だろうか」「どうなるだろうか」という思いで、常にシミュレーションや情報を求め続けることになります。

また、選択肢が増える、しかもその選択が人生や命を左右するものであればあるほど、選択そのものに伴う不安も大きくなります。自分で選んだことによる結果には責任も付随するうえ、周りの人から「早く決めて」「間違いのないように」などと言われると、延々と不安を感じ続けることになります。

では、これまで自衛隊はどうやってこの不安に対応していたのでしょうか。一番は、やはり「訓練」だと思います。新兵がいきなり戦場に出されて「戦え」と言われても、ほとんどの人は不安で行動できません。自衛官でも、初めての演習には大きな不安が伴っていたはずです。

しかし**何度も演習を繰り返すことで手順や様式を覚えるだけでなく「こういうときはこうすればいい」という経験が、不安を解消させてくれるのです。言い換えれば慣れです。この慣れを広げるために、自衛隊では手を替え品を替え、様々な環境や条件のもとでの訓**

練を積んでいきます。

これは戦闘のための一般的訓練でも、ストレス対処訓練でも、同じです。だからこそ、日頃からの地道な「ストレス対処訓練」が必要になるのです。

日常から養っておくべき様々な「不安」への対処

では、実際の不安対処訓練の手順をご紹介します。

自衛隊の訓練と一緒で、まずは対抗部隊、つまり敵を想定します。しかし個人によって何を不安に思うかは異なるため、個人個人が自分が不安に思っていることを軽度のものから重度のものまで振り返り、10段階の「不安階層表」を作成します。

まずは、体重が減らない、子育て、苦手な上司がいる、などの小さいけど、気にはなっている程度のものから、実は借金がある、闇金業者に追われている、不治の病に罹《かか》る不安など、解決が難しいものまでを列挙します。

この中から今回の練習で、取り上げるべきテーマを選びます。最初は、10段階のうち真ん中くらいの不安度で、「不安ではあり心に引っかかってはいるが、今すぐ誰かに相談するほどではない」ものを選んでみましょう。

ここでは、「苦手な上司がいる」という不安に対して、どうすべきかを考えてみます。まずは、そのシチュエーションをリアルに思い出します。対戦ゲームで相手に登場してもらう感覚です。五感を使って、具体的にその不安をイメージしてみます。リアルにイメージできれば、自然と体もこわばったり緊張したりするでしょう。

ここからが実際に使う不安対処のステップです。

まずその敵から、少しだけ心理的な距離を取ります。このままでは冷静な思考が生まれにくいからです。数字を数えながら息をする「数息観呼吸法」（ＤＮＡ呼吸法でもＯＫ）で呼吸をします。呼吸法になれれば慣れるほど、呼吸法だけでも、嫌な感じが少し薄れて、冷静さを感じられるようになります。

次のステップは視点操作です。ターゲットのイメージを思い出しても、冷静さをある程度キープできると感じたら、次に挙げる「７つの視点」でその不安について考えてみましょう。

◎感情で偏った視点・感じ方になっているときに試してみたい「7つの視点」

1 自分視点

自分というキーワードで思いつくものを考えてみる。自分は上司の何が気に入らないのか、自分は何に怒ったのかを自問自答する。自分の感情を認めたうえで、「何をしようとしているんだっけ？（目的の確認）」「疲れているのでは？（体調、コンディションの確認）」と自分に問いかけてみる。

2 相手視点

上司の立場から考察してみる。「彼はあのとき何をしていたか」「何をしようとしていたところだったのか」「何を伝えたかったのか」「彼にとって不安なことは何か」など。危機の対象が人間（この場合は苦手な上司）の場合は、相手の立場に立とうとすると心が乱れそうになるが、呼吸法などを試して心を落ち着かせることが必要。

3 第三者視点

感情は自分と相手のことだけに意識を向けさせがちなので、「ほかの人から見たらどう見えるか」という、当事者でない第三者の立場から考えてみる。これまでの自分のリアクションが、周囲からはどう見えたかを考えてみる。

4 時間視点

1カ月後、1年後はどうなっているかと時間軸で考える。感情は「たった今」だけに集中してしまうので、時間的な視野を広げることで、違う見方ができる。

5 宇宙視点

空間的に視野を広げてみる。「宇宙人から見たら、自分の怒りはどう見えるだろうか」「グーグルマップのようにグーンと引いてから今のトラブルを見たらどう見えるか」など、大きな視点で見ると、とても小さい出来事であることに気付く。

6 感謝視点

感情はこの出来事を、とても悲惨で、かつ命がかかっているかのような大げさなトーンで捉えている。あえて、「もし1つくらいあの嫌な上司に感謝できるとすれば、それはどんなところか」という視点で考えることで、被害者意識が緩むことがある。

7 ユーモア視点

過剰な危機感と被害者意識を緩めるために、「これをコントにしたらどうなるか」「今のやりとりを川柳にできないか」などと笑える出来事になるように考えてみる。するとかなり危機感が薄れ、こわばっていた感情が緩む。

ここまで、10分くらいの時間を使ってください。すると、だんだんと自分を客観視できるようになり、体の力も抜けてくるはずです。早くやれるほうがいいと思うかもしれませんが、感情が反応するには時間が必要です。それぞれのイメージにしばらく浸るのが、気持ちを落ち着かせるためのコツです。

ここまでが不安対処の手順ですが、ストレス対処訓練では、この訓練のあと、どんな気持ちになったかをグループで話し合います。

「苦手な上司だが、なぜ苦手に感じるのか」「その原因に対し、何をすれば苦手意識がなくなるか」「そもそも、その上司のことをそれほど気にする必要があるか」「呼吸してもう一度考えたら、何か小さな問題のように感じた」などの感想を共有します。

不安に感じても、呼吸を意識し、「7つの視点」を意識することで、リラックスできるようになる——。これを元気なときに何度も繰り返すのが、不安対処訓練です。

この訓練によってどのような効果を期待しているのか。身近な不安を具体的にイメージし、それによってこわばった体を自分に合った呼吸法で緩めるという訓練を行うことで、より強い衝撃に接した時にも、「まずは落ち着いて、数を数えながら呼吸をしよう」と思えるようになることを期待しています。

戦場では誰しもパニックになり、普段できることができなくなります。体がこわばり、呼吸が浅くなるという現象も起きます。そんなときでも、普段通り考え、行動できるようにするためには、不安を落ち着かせ、パニック状態を抜ける必要があります。

「不安な出来事に直面したら、深く息をして、『7つの視点』で考える」という手順を自然に再現できるようになれば、いざというときにも慌てなくて済むようになります。そのために何度も訓練をして、平時から落ち着いて、様々な視点で物事を捉えられるようにしておく。仮にパニックに陥っても、「こういうとき、どうするんだっけ。そうだ、まずは深く息を吸って……」と手順に意識が行くことで、パニック思考にとらわれなくて済むようにもなります。

そして実際に、何度もこの手順を訓練しておくことで、何となく落ち着いたという経験を積んでおくと、それが自信になります。「いざというときも、自分は落ち着いて対処できる」と。そして、「こういうときには、こう考え、行動する」と無意識のうちに思考が働くようになれば、訓練の成果と言えるでしょう。

これはあくまで不安対処のための「訓練」ですから、気を落ち着け、対象をいろいろな視点から眺め直してみても、必ずしもすぐに悩みが解消するわけではありません。しかし

「単にその場の気休めじゃないか」と数回やってやめてしまうのではなく、何度も続け、ストレスに直面したら自然にその方法を体がなぞるところまでやっておけば、いざというときの備えになるのです。

自分の怒りをコントロールできれば心は疲れにくくなる

次に、「不安」と同じぐらい誰もが日常的に困っている「怒り」に対する対処訓練を紹介します。

怒りのコントロール、つまりアンガーマネージメントは近年、よく言われるようになった言葉で、中でも有名なのは「6秒ルール」です。

「強い怒りも6秒やり過ごせば、そのピークを過ぎる。だから何とかその6秒を耐えましょう」というスキルで、確かに、怒りに任せて反射的に相手に暴言を吐いたり、手が出てしまうような人にとっては、頂点に達した怒りが鎮まってくるのを待つ「6秒」には意味がありそうです。なにせ、「6秒」なら我慢できそうな気もします。

しかし現実には、自分が怒りを覚えている相手は、自分が我慢している6秒間、同じように黙っているとは限りません。さらにあなたを怒らせるようなことを重ねて言ってくるかもしれません。こちらが黙っているのをいいことに、さらに居丈高になって追撃してくる可能性さえあります。そうなると、こちらも6秒間我慢した分の怒りも重なり、堪忍袋の緒が切れるように、大爆発となってしまうこともあるでしょう。

では、どうすればいいのか。**端的に言えば「物理的な距離をとること」が、最も有効な解決策です。**

対処手順の①は、距離をとることです。

怒りには瞬発力があって我を忘れてしまいがちですが、周囲に当たり散らしたりすれば、事態はより悪化し、周囲からの自分の評価も下がってしまいます。

そこで怒り事象に遭遇したときは、即反撃ではなく、まずは「受け身をとる」、ということを覚えるのです。具体的には、「物理的、時間的、心理的に距離をとる」と覚えてください。怒りの対象のそばにいると、感情はどんどん大きく、強いものになってしまいます。**そこで、まずはその場を離れる。逃げられたと思われたくない場合は、「トイレに行く」「電話がかかってきた」などという方便を使ってでも、間合いをとることが重要です。**

一度その場を離れて冷静になれば、相手も少し冷静になり、もう一度相対しても冷静な話し合いに戻れる可能性が高まります。

手順の②は、体を緩める、です。

距離がとれたら、呼吸を整えたり、背伸びをしたりという技術を使います。ストレスを感じると猫背になったり、肩に力が入りやすくなるというお話は先にもしました。怒りの場合は余計に体を緊張させますから、まずはこれをほぐすことが重要です。

第2章でも触れた、腹式呼吸や丹田での呼吸、DNA呼吸法などを行います。そして背伸びをします。姿勢を整え、ニュートラルな状態に戻すことで、平常心を取り戻すことができます。

手順③は、怒り分析。

こうして少し落ち着いたら、怒りそのものに向き合います。

通常、怒りを覚えると「あいつをどうやってやり込めてやろうか」「どう考えても、あいつの言っていることはおかしい！」と相手のことを思考の中心に置いてしまいがちですが、これでは怒りは収まりません。むしろ重要なのは、思考のアプローチを変えて「この怒りは本当に必要なのか」に向き合うことです。

怒りというのはデメリットの多い感情です。相手にも不快感を与えたり、委縮させたりしますし、自分自身も血圧が上がったり、カーッとなったりして、心身ともにくたくたに疲れます。

「これほどのデメリットがあるのに、怒る必要があるのか」と自問自答することで、自分の怒りの感情とも距離をとり「怒る以外の、ほかの方法はないのか」を考えてみることもできるようになるでしょう。

先に不安対処訓練で説明した「7つの視点」で、怒りについて考えてみるのも効果的です。

手順④は実行動を現実的に検討する、です。

それでもやはり怒らなければならないとなったら、イメージトレーニングを行う必要があります。何に対して、どの程度怒るのか。相手を攻撃するためではなく、自分が納得するためにはどのような怒り方をすればいいのかを考えるのです。

その際に、怒りのロールモデルを思い浮かべることも重要です。「こういう怒り方なら、感情をコントロールできているな」と思えるようなモデルで、実在する上司や同僚でも、ドラマや漫画の登場人物でもかまいません。それがうまくイメージできたら、実際に相手にもう一度、怒ってみてもいい。瞬間的、反射的に怒ったのとは全く違う意味を持つからです。

もし、ここで「相手にもう一度怒る必要はない」と感じたら、相手に攻撃されたという認識だけで終わらずに、「自分はうまく相手にも対処できた」という結果までイメージすることが重要になります。これによって、怒りを覚えたという負の感情を、うまく対処できたという快の感情に置き換えられるからです。

自分を「上げる」イメージや音楽を脳内に用意しよう

次に、日常的に気分をケアしたいときに使う「自分プロモーション」というメソッドをご紹介しましょう。

一流のアスリートでも試合前にイヤフォンで自分の好きな曲、テンションの上がる曲、集中できる曲を聴いている人がいますが、これを自分の脳内で再現するイメージです。

しかも音楽だけでなく、動画付きの映像で思い浮かべられるような「自分プロモーションビデオ」を前もって用意しておき、折に触れて思い出せる状態にしておくトレーニングです。

それに先立って、「脳内で具体的な映像を思い浮かべる」訓練として、リンゴのトレーニングを行います。リンゴを頭に思い浮かべ、上から下から、あるいは包丁で切った断面などをできるだけリアルに頭の中で描きます。

そしてもうひとつの要素として、色を思い出すトレーニングも行います。赤、白、青など、色はイメージや心情とも結びつきやすいですから、どういう色が自分にとって、どんな感覚を呼び起こすものなのかも、このときにつかんでおくといいと思いますが、一般的には緑はリラックス、青は集中力、赤やオレンジは自信や快活さに結びつくことが多いようです。

そのあとで、今度は自分を鏡で見て、自分が登場するプロモーションビデオを思い浮かべます。自分が成功している場面、笑顔でいる状況などをしっかりと具体的にイメージし、そこに好きな音楽をかけ、色をのせていく。まさに自分自身のプロモーションビデオです。

通常、気分を変えようとすると、心の中で論理的に整理したり、自分に叱咤激励や慰めの言葉を投げかけたりします。それもある程度は効果があるでしょう。ただ、それで理性は落ち着いても、感情が落ち着かないことが多いのです。感情には理性ではなく、イメージや体感や時間の要素で働きかけるのが有効だからです。

落ち込んだとき、自分が穏やかになる、自信を感じられるような自分プロモーションのビデオをしばらく流し続けてみてください。その音楽に浸ってください。言い聞かせより、かなり効果的に気分を変えられる場合が多いのです。

この自分プロモーションビデオは、事前に試行錯誤しながら作っておき、何度か使用しておかなければなりません。そのプロセスの中で、自分が自分についてどんなイメージを持っているのか、自分はどんな音楽でどんな気持ちになるのか、自分はどんなイメージで落ち着けるのか、自信を思い出せるのか、など自分自身を客観的に見つめ直す契機にもなります。

ちなみに、自衛官の場合、自分プロモーションビデオで流す「好きな音楽」には、映画「ロッキーのテーマ」を使う人が多いのです。想像できますよね。

うつ状態の人に「課題」を与えてクリアさせても自信は回復しない

「自信を回復するためには、何か試練を与えて、それを乗り越えさせることで『やればできる』ことを実感させればいいのではないか」と考えている人は少なくありません。

確かに、厳しい訓練をやり遂げた、無理だと思われた納期を何とかクリアした、というようなことで自信を得られるのは事実でしょう。しかし、**うつ状態になって「自信がない」**

と言い始めている人に課題を与えても、自信は回復しません。むしろ、自信喪失という逆の影響を生むことすらあります。

うつ状態になると、思考回路はネガティブな方向にばかり回るようになります。いわゆる疲労の3段階のうちの第3段階は「別人化」ですから、普段通りには考えられなくなっているのです。「たまたまうまくいっただけ」「運がよかっただけ」とか、「次も同じように成功できなかったらどうしよう」と、むしろ不安材料になってしまうことさえあります。

実際、自衛隊にいた頃の例で、ある上司が「ちょっと元気がないから、あいつに課題を与えよう」と言って、落ち込んでいる本人に持ちかけたところ、本人も「やりたい、自信を回復したい」と言うのでやらせてみたところ、課題自体は成功したのに、その後すぐに自殺未遂をしてしまったことがありました。

やってみて、できたけれども気持ちが回復しない。上司もみんな心配している。次の課題もうまくやらなければならない。でもできる自信がないという、負のスパイラルに陥ってしまったのです。

実は同じ「自信」といっても、大きく3つにわかれます。

1つめはまさに「英語ができる」「射撃ができる」という意味の自信。メンタルがそれほど落ち込んでいないうちは、課題をこなして評価されたり、得意なことに取り組むことで「自分はできる」と自信を回復させることができます。

2つめは自分の素の体、素のメンタルに対する自信。「自分なら何とかなる」「やっていける」というもので、これも普段はあまり意識しませんが、うつ状態になるとここが揺らいできます。

元気なうちは、「明日、15時に市ヶ谷駅前で待ち合わせしましょう」となったら、それに対して何の疑問も持ちません。しかしうつ状態になってくると、「明日、本当にその時間にそこまで行けるだろうか」と不安になるのです。

3つめが、「自分には誰か味方がいてくれる」という自信です。人はひとりでは弱い生き物です。誰かが自分をケアしてくれる、そういう感覚を持てることが、この3つめの自信です。これは人との関わりの中でしか得られません。

先に紹介した事例では、本人は1から3、すべての自信が低下しています。それに対して上司は、第1の自信を上げようとして、課題を与えました。結果はよかったものの、それで疲れ切り、第2の自信が低下し、こんな感覚は上司には言えない、誰にも分かってもらえない…と、第3の自信が低下してしまったのです。

第1の自信は、単につらいことを乗り越えれば蓄積されていくのですが、第2の自信は、地道な生活の継続によって、第3の自信は、安定した人間関係によってはじめて蓄積されていくものです。

だからこそ、集団や組織に属するすべての人が、「自分はいつものように健康できちんと仕事ができる」「自分は、ひとりではない」と思える状態をつくり出さなければならない。そのためには、自分の思考を整えることと同時に、集団の中で関係性を円滑にし、信頼関係を確かめ合えるための技術やシステム、その訓練が必要なのです。

トレーニングやエクササイズは「自分に合ったもの」が必ずある

こうしたストレス対処訓練を陸上自衛隊の部隊で行ったあと、参加者にとったアンケートでは多くの人が「心の管理ができるようになった」「パニックに対処できるようになった」「自信がつき、コミュニケーションもとれるようになった」と答えてくれました。

最初は「これが一体何の訓練になるのか」「自分はメンタルにもコミュニケーションにも不安は持っていない。必要ないのではないか」と思っていた隊員も、「面白かった」「リラックスできた」「アルコールがなくても眠れるようになり、目覚めもよくなった」と回答してくれました。

また、「重要性が理解できた」「全部隊でやるべきだ」「家族関係にもいい影響があった」という声も寄せられたのは、メンタル教官、心理幹部という立場として、実にうれしい反響でした。

中には、「怒ってばかりの准尉（参加者）が怒らなくなったどころか、困っている隊員を率先して手伝うようになった。まるで人が（いい意味で）変わったようだ」という外野からの声もありました。

また、自分に合うものと合わないものが分かった、という声も多く聞かれました。訓練メニューはスポーツジムのトレーニングと一緒で、自分の目的や常態に合うものを選んでいいのです。すべてを完璧にこなそうとする必要はありません。いや、むしろ完璧を求めると、逆に追い詰められてしまいます。大事なのは「7～3のバランス」であることを思い出してください。

また、得意なものを伸ばし、慣れていないものを練習するというのも、部活動やスポーツ、トレーニングと同じではないでしょうか。メンタルも同じように、自分に合った方法を探し、見つかったらそれを続けて習慣化することが重要です。

「美容師や整体師との雑談」こそカウンセリングの基本

「つらくなったら、いつでも相談してね」

誰でも自分の仲間や家族が落ち込んでいたら、そう声をかけるのではないかと思います。先ほど、第3の自信という話をしましたが、「自分はひとりではない、と思えるかどうか」がメンタルに多大な影響を及ぼしています。

しかし、人付き合いはそれなりにあるとはいえ、相談する、悩みを打ち明けるとなれば、表面的な付き合いだけでは立ち行きません。相談も、習慣化していなければ、いざというときに切り出せないものです。

特にメンタルが弱ってきて、自分の弱さを相手にさらけ出さなければならない深刻な状況になればなるほど、話を切り出すのが難しくなります。

実際、メンタルが落ちてくると恐ろしいぐらい、人に相談しなくなります。ある調査結果によれば、第1段階の元気なときには「落ち込んだり悩んだりしたら人に相談しますか」

という質問に90％の人が「相談する」と答えています。ところが、自殺未遂経験がある人のうち、つらいときに「相談しなかった」と答えた人は50％以上。希死念慮がある状況では、「相談しない」と答えた人が73％に上ります。

なぜこうなるのか。

うつ状態になると不安や自責の念が強くなり、物事を前向きに考えられなくなります。結果、対人恐怖的にもなるのです。そのため、「相談してもいいことはない」「相手に迷惑がかかる」「もっと悪い状況になるかもしれない」「怒られるかもしれない、あきれられるかもしれない」「もっと頑張れと言われても、これ以上頑張れない」などと、ことごとくネガティブな方向に思考がいってしまうからです。

これは元々の性格ではなく、メンタルが落ちたことによって生じる状況なので、**普段は相談できる人でも「別人化」の段階では驚くほど人に相談しなくなります。こういう状態になったら、「自分を信じてはダメ」です。**自分では気付かないうちに、別人になっているのですから。

だからこそ、**普段から、気軽に相談できる人を、自分の中で何人か用意しておくことが重要になります。そんな人がいると、第2段階の疲労と対人恐怖の中でも、何とか「相談**

してみよう」と思えるものです。

これも第2章でお話しした「心の避難計画」の一つです。客観的な視野を持ち、問題解決型の提案をしてくれる人や、ただ黙って愚痴を聞いてくれる人、できればこの2種類の相談窓口を準備しておきたい。前者は比較的容易に見つかるので、特に、後者、ネガティブな気持ちを否定せずにただ受け止めてくれる窓口（相談者）は、あらかじめ時間をかけてでも、見つけておきたいものです。それは必ずしもカウンセラーである必要はなく、また普段接する身近な人である必要もありません。

たとえば美容師さんや整体師さん、マッサージ師さんなどは、こちらが仕事として予約を取れば、施術の合間に「今日はお休みですか」「お仕事お忙しいんですか」などと世間話をしてくれます。そこから自然に今の自分の状況を話す時間も生まれるうえ、体の接触もあるので安心感もあります。

また、ストレスは髪や肌、筋肉にも出ますので「ちょっとお疲れじゃないですか」などと、相談への誘い水を出してくれる可能性もあります。

私自身のカウンセリングも、美容師のような対応が多いのです。

というのも、普通のカウンセリングでは「今回で終わりです」と告げられるまで、次回の予約を取り続ける場合が多い。これはカウンセラーがクライアントや患者の問題を解決するための存在であり、問題が解決されたら一度関係が終わる、というものです。

しかし私の場合は、「次の予約は入れない」「相手が来たいときに来てもらう」「治療終了の告知をしない」ことが多いのです。クライアントが、使いたいときに、使いたいだけ、使っていただくというスタンスです。

これは私が自分の経験から辿り着いたスタイルなのですが、ある患者はこうした私のスタンスを「安心の基地」と呼んでくれています。

多くのクライアントは、一度、あるいは数回、私のところに来て話をしていくだけでもかなりの回復を見せ、また普通の生活に戻っていきます。カウンセリングの門をたたく、というのは初めての場合は相当、勇気のいることです。自分が弱っていることを認め、助けを求めるのですから。

しかし心情を吐露し、話を聞いてもらうことによって、「自分を分かってくれる味方を得た」と感じて自信やメンタルを回復させているのです。

第2章でバディの重要性についてお話ししましたが、カウンセラーもある意味では同じ役割を果たしているのかもしれません。「いつでもあなたの味方ですよ」と言ってくれる人がいるかどうか。ちょっとした話を聞いてくれる人がいるかどうか。誰にとっても、こうした存在は大切です。

繰り返しますが、**人間のメンタルにとって大事なのは、何よりも「私はひとりじゃない」と思えること**だと思うのです。

「疲れ」「恐怖」「不安」は人間の本能であることをまず理解して対応する

自衛隊の場合は訓練によって一体感が生まれますが、単なる一体感だけではなく一緒に訓練した人に対して「仲間である」という感覚を持つことができるのです。これは孤独感を解消するだけでなく、自信につながります。「ピンチのときには誰かに助けてもらえる存在なんだ」「仲間から気にかけてもらえるんだ」と。

社会の変化や核家族化によって、現代人は「人に慣れない」状況になっており、それが、人間が誰でも本来持っている対人恐怖を増長させることになる、という悪循環に陥っています。

人との関わりをなるべく断ちたいと思う人が増える一方で、孤独に耐えられないという人も増えています。常時インターネットに接続して、寝る瞬間までSNSを見続けてしまったり、ある物事に対して大勢が言及している話題に自分も参加したりして、つかの間の一体感を得ているのです。しかし、それがかえって疲れやストレスにつながることも少なくありません。

いずれの場合も、現代人は知らない間に、対人関係による感情労働によって消耗（疲労）しています。

これは、自衛隊でも同じです。いえ、団結感を重視して集団生活をしている自衛隊だからこそ、人間関係での消耗には気をつけなければなりません。

さらに、戦場に出ると、危険にさらされることで感情は余計に刺激され、さらに肉体的にも過酷な活動を求められます。

感情と、疲労やケガなどの身体の不調は、強く関係しています。これは原始時代からの機能です。たとえば猛獣に襲われたり、ケガをすれば足手まといになり群れから置いていかれるという恐怖や不安を感じやすくなっています。これらは生きていくため、身を守るために人間的に本質的に備わっている性質です。

「死にたい」という気持ちも、ある意味では人間の本能です。人間以外の生き物が自ら命を絶つことはほとんどありませんが、例えば原始時代、種族の中で自分がケガをして弱った状態になった場合、自分を守るために他の人までやられてしまっては、種を保存することができません。そこで人間は、自分が死んで他人を助けるという行動に出ます。これも人間の本能に近い。

つまり、身体疲労やケガが多発し、さらに精神的にも過酷な戦場で活動する兵士は、消耗した状態、うつ状態や死にたい気持ちになることを想定し、その対処法も身につけておかなければならないのです。

戦場の兵士が「休ませてください」と言った時に、「ダメだ、そんなことでどうする」とか「逃げるんじゃない」と言ってしまえば、兵士は追い込まれてメンタルを病んでしまう。最悪の場合には自殺してしまうことになります。

さらに、蓄積疲労の第3段階では、そこでの活動がトラウマとして記憶されてしまうこともあります。いわゆる、PTSDになってしまう危険があるのです。

自衛隊のストレス対処訓練に、うつ・自殺予防、対処、PTSDの予防のための知識や

具体的技能を含めたのはこのためです。

S-G·i mの課題と教育現場への期待

メンタルが落ち切ってからの精神医療や臨床はたくさんありますが、私が提唱している技術の核心は、そうなる前の支援、訓練なのです。

S-G·i mは個人やグループで継続的に行うことを前提にしたメソッドですが、部隊実験により、その効果とともに課題も明らかになりました。まず「予防的」に元気な段階で行うため、モチベーションが続きにくいこと、またひとりでやることが難しいということです。本来こうした自己改善や将来起こり得るストレス対処を目的としたトレーニングというのは、たとえば江戸時代の武士道の世界、寄宿舎生活、お寺での修行、子供の頃の家庭でのしつけ、さらに学校教育などの場で行われます。

実は自衛隊が一番それに適しているのですが、まだこの重要性が自衛隊内ですら十分に認識されていないのと、自衛隊に、逆にやるべきことが一気に増えたことで優先順位が下がってしまったことが、S-G·i mが自衛隊全体に、継続的に普及しきれない一因でもあります。

ここを認識した上で、自衛隊内はもちろんですが、多くの企業や教育機関が「何か起きたときのためにカウンセラーを用意する」ではなく、日常からこうしたトレーニングを毎日少しずつでも取り入れてほしいのです。

特に教育現場では1日3分でも5分でも、こうしたトレーニングのいくつかを取り入れて継続的に実践してくれたらと強く願っています。必ず子供たちを、また先生たちをも支える助けになってくれるはずです。

第4章

リーダーのメンタルを支える「人生観」をどう養うか

渡部悦和

不運や試練にさえも感謝することで人間は成長できる

「進化無限」

「感謝無敵」

この2つの言葉は、私が自衛隊に入って北海道の第2師団長のときに自ら作った言葉です。「人は成長するために生まれてきた」が、私の人生についての結論です。人生はまさに自分を成長させる教室であり、道場です。生まれてから死ぬまで、常に無限に進化し続けていくこと、そして周りの人に感謝の気持ちを持つことが重要である――。これが私にとっての人生の本質であり、生きる意味の探求の結論です。

「最も強いものが生き残るとは限らない。最も賢いものが生き残るとは限らない。進化に最も適合したものだけが生き残るのである」

これは進化論で有名なダーウィンの文章として多くの人たちに引用されていますが、出典ははっきりしません。しかしこれは生物一般はもちろん、人間、そして自衛隊にとっても重要だと考え、「進化無限」という四字熟語にし、自分にとっての人生の価値を表す言葉としてきました。

同時に、自衛隊幹部としても第2師団長時代、あるいは東部方面総監に着任してからもこの言葉を掲げ、折に触れて部下にこの言葉について説明してもきました。

部隊として、環境の変化に適応していかなければならない。そのためには部隊自体、さらには自衛隊そのものが進化し続けなければなりません。そして私個人も、変化、進化し続けなければならないと考えてきました。隊員たちも、進化無限を掲げる私に対して、「師団長はどのように進化したのか。総監になったら、どう進化したのか」を見ている。もちろん、自衛隊を退官した今でも同様です。

「感謝無敵」についても、私自身が「ありがとうございます」という言葉が最も美しい日本語であると考えていることから創った言葉です。感謝する人は無敵になれる、という私の信条を表したものですが、実際、降りかかる困難や不運、試練にさえ感謝できるようになれば、心が落ち着き、プラス思考になるでしょう。

何事にも不平不満を持っている人と、何事にも素直に感謝できる人、どちらが人として成長することができるか。言うまでもなく後者でしょう。

もちろん私も、はじめからすべてのことに感謝できる人間だったわけではありません。

50歳を超えてようやく、生まれてきたこと、生きていることに感謝し、産み育ててくれた両親や、ともにいてくれる妻、子供たち、孫に感謝し、私を鍛えてくれた自衛隊、そして日本国に感謝するようになりました。

私が1979年に自衛隊に入った動機の一つに、「自分自身を変えたい」という変化への希求がありました。大学生の頃の私は、その後の自分の人生観を構築する哲学書や文学書を読み始めてはいましたが、優柔不断な自分の性格を直したいと考えていたからです。

入隊直前の時期にあたる1978年当時、私の母校である東京大学の前身、東京帝国大学の卒業生で帝国海軍に入り、戦後は陸上自衛隊に入隊、統合幕僚会議議長になっていた栗栖弘臣さんの「超法規発言」が話題になっていました。

発言の主旨は「現行の自衛隊法には穴があり、奇襲侵略を受けた場合、首相の防衛出動命令が出るまで動けない。第一線部隊指揮官が超法規的行動に出ることはあり得る」というもので、有事法制の早期整備を促す発言でした。ところが、これが文民統制から外れるものであるとして、栗栖さんは解任されます。

しかし私は「こういう生き方もあるのか」「立派な身の処し方だな」と感じ入りました。この一件も、私の自衛隊入隊の後押しになりました。

優柔不断な自分を鍛え直したいと願って陸自普通科へ

その中でも陸上自衛隊、それもいわゆる歩兵部隊である普通科を選んだのも、自分自身を鍛え直したいとの思いからでした。

もともと陸上部出身で、体力には自信がありました。だから体力面で苦しむことはないだろう、と。それよりも、自衛隊に入ることで他の人たちとは違う経験ができるだろう、自己研鑽ができるだろう、優柔不断な自分を変えられるのではないだろうかと考えたのです。最も人間関係が密な職種だから、というのが第一の理由でしたが、実際に入ってからもずいぶん鍛えられました。

大学時代は工学部で、研究者や技術者として機械や技術を相手にするのが専門だったことを考えれば、180度違う世界といってもいいでしょう。

しかも自衛隊に幹部候補生として入隊し、実際に部隊に配属されると、すぐに30人ほどの部下を持つことになります。ここまでにも触れたことですが、部下といっても自分よりも年上で、隊員歴の長いベテラン隊員も部下になります。そして部隊を指揮するにあたっては、個人個人の隊員の状況や特性を把握することが求められます。

本当に様々な個性や背景を持った隊員たちが多くいて、職場ではものすごく高い能力を発揮していても、家庭に問題を抱えていたり、ギャンブル好きで借金を抱えているという隊員も少なくありません。せっかくの能力が、個人的な問題で足を引っ張られている。こうした部下の問題に対して、指揮官としてどう相対すべきなのか。深く考えさせられることになります。

32歳で中隊長になった頃には、部隊の結束と戦闘の技量を高めるために厳しい指示を出し、自衛隊内で行われる戦技競技会のすべてで優勝したこともあります。射撃、武装走、徒手格闘、柔剣道などで、隊員たちはこちらの要求に十分応えてくれたと思います。

しかし180人くらいの部下たちにとって、私はやはり厳しい中隊長だったのでしょう。ある夜、演習場のテントの中で寝ていたら、不寝番という見張り担当の隊員が話しているのが聞こえてきました。

不寝番は2人1組ですが、そのうちの一人が「中隊長は本当に厳しいな」と言うや否や、私の寝袋を足で突つきながら「こいつのせいで厳しい訓練をしなければならない」と言うのです。するともう一人の不寝番が「やめろ、起きるぞ」と止めていたのです。

このときも、隊員に怒る気持ちよりも「なるほど、隊員にはこのように思われているのか」と実感したわけですが、当時、部下から「厳しい」と言われるほどの要求を行ったのは、若い中隊長として、競技会の各種目でも自分が率先してやって見せ、戦術能力を含む実力を示すことで部下を率いなければならない、と考えていたからです。

また、当時は叩き上げの年上の部下や、防衛大学校卒の若い幹部が多い中で、私のような一般大学から自衛隊の幹部になる人間は少なかった時代です。防大出身の先輩の多くは気のいい人たちばかりでしたが、中には「お前みたいなのがいるとやりづらい」とか、面と向かって「足を引っ張ってやる。将来をダメにしてやるからな」と言ってくる人もいました。

こうした状況にめげてしまう人も中にはいるのかもしれませんが、私の場合はむしろ、かえってチャレンジのしがいがあると感じたものです。

続発する部下の不祥事・事故に悩み続けた連隊長時代

函館の連隊長だった頃のことです。１０００人余りの部下を抱え、着任して半年余りは絶好調で、何の問題もなく日々が過ぎていきました。

ところが半年が過ぎたあたりから、不幸な事故が多発したのです。ある2等陸曹が児童買春をやっていたことが発覚する。別の2等陸曹が交通事故を起こして、その相手を呼びつけて性的関係を要求したことが発覚し、警察に逮捕される。さらに、サラ金に手を出して首が回らなくなり、自殺に至った隊員もいました。

自衛隊では、問題が続発する部隊には陸上幕僚監部による特別監察が入ります。これは部隊にとって、あるいは指揮官にとっても非常に不名誉なことです。「なぜ問題が続発するのか。部隊のありようや指揮官の振る舞いに問題があるのではないか」という観点からも監察が行われましたが、連隊長である私自身の問題は出てきませんでした。

しかし一方で、私は「どうして隊員たちはこんなにも不幸な問題を次々に起こすのか」という現実に直面します。連隊長として、自分の生きざまや信念を見せることで部隊を引っ張ろうとし、繰り返し、さまざまな話をしてきたつもりでした。隊員たちに私の話が伝わっていない、理解できていないとは思えなかったのですが、実際には隊員たちが次々に問題を起こしてしまう。人間というものの難しさ、連隊長としての限界を感じたのです。

隊員たちには、人知れず抱えている悩みがある。問題として発覚しなくても、病気に悩む者、離婚問題に直面している者など、職場では表に出さない個人的な問題がある。悩める部下たちが健全な生活を送るために、いったいどうしたらいいのか、函館の連隊長時代には本当に頭を悩ませました。

そこで、学生時代から続けていた哲学書や文学、自己啓発書といったジャンルの読書が、さらに実践的なものになっていきます。

人生の指針のひとつとなり支えてくれた名著の言葉

例えば、「生きることの価値」について第1章でも触れた『**夜と霧**』は、絶望の中でも希望を見出せることを私に教えてくれました。

そしてもうひとつは、いかに苦悩に対処するかということです。フランクルは「**その苦痛にふさわしい存在でありたい。苦悩は、我々を内面的に成長させ高めてくれる。苦悩は我々の業績である**」と述べています。

『夜と霧』を読むと、私が抱える程度の悩みは取るに足らないものである、と実感します。人生においては「これほどの苦しみに自分はとても耐えられない」と感じてしまうようなことに直面するかもしれませんが、圧倒的な苦悩を経験したフランクルの人生を知ると、それでも前向きな姿勢に、励まされるところが多いはずです。

「人は成長するために生まれてきた。幸せになるために生まれてきた。人生というのは真っ白なキャンバスですが、そのキャンバスに最高の芸術作品を作っていくのが人生である」――。これが私の人生観のイメージです。人生の主役は私自身で、他の誰でもありません。

こうした人生観を構築するまでに、『夜と霧』以外にも様々な本を読んで学んできました。自己啓発書のなかでは、アンソニー・ロビンズ『**人生を変えた贈り物**』（成甲書房）。彼の発想からは多くを教えられました。

ロビンズは現在、大規模でダイナミックな自己啓発セミナーを主催するメンターとして知られていますが、彼自身は元々かなり自堕落な生活を送っていたそうです。しかしそこから抜け出すために、「CANI」と呼ばれる考え方を確立しました。

CANIとは「Constant and Never-ending Improvement」の頭文字をとったもの。訳せば、「継続的かつ終わりのない改善」となり、私の信条である「進化無限」に通じるものがあります。

また、ロビンズは『人生を変えた贈り物』などの中で、「the morning power questions」

（朝のパワーアップクエスチョン）として、こんなことを勧めています。

◎脳をプラスのイメージに保つアンソニー・ロビンズの「朝のパワーアップクエスチョン」

毎朝、自分に次のことを問いかけなさい。

「人生で幸福なことは何だろう」

「誇れるものは何だろう」

「感謝できることは何だろう」

「打ち込めることは何だろう」

「私は誰を愛しているのだろう」


ひとつずつ自分に問いかけながら、それぞれ「どんな点が幸福で、それによってどんな気分になれるだろう」と考えよう、と勧めている。

これは一種の自己暗示に近いものがありますが、潜在意識に働きかけることに大きな意味があります。「自分はやり遂げられる」「望ましい状態にある」「成功する」とイメージすることで、脳をプラスのイメージに保つのです。具体的にやり遂げた自分の姿をつづった夢日記を書くのもいいかもしれません。

こうした、脳がプラスのイメージを持てる状態を、習慣として保つことで、心の健康はもちろん、体の健康も保たれることになるのです。

どんな人生も「自分自身が決めたもの」という確信

また、**自分の人生は、自分自身が決めたものである**という発想によって、私はどんな困難であっても乗り切ることができると考えています。これはイギリスの哲学者であるジェームズ・アレンの『**原因と結果の法則**』（サンマーク出版）から影響を受けたものでもあります。

１９０２年に書かれて以来、世界中で読まれており、またあらゆる自己啓発書は本書の影響を受けているともいわれます。私は今も、問題に直面した時には本書を読み返しています。

アレンはこう言います。

「自分こそが、自分の人生の作り手である。私たちは、自分自身の思いにより、自分を素晴らしい人間に創り上げることもできれば、破壊してしまうこともできる」

「心は、それ自身がひそかに抱いているものを引き寄せる。よい思いや行いは、決して悪い結果を発生させませんし、悪い思いや行いは、決してよい結果を発生させない。これは、トウモロコシからトウモロコシ以外のものは決して成長しないのと同じくらい明らかなことだ」

確かに、私たちの人生は常日頃の「心の習慣」によってつくり上げられています。常にポジティブな人は人生が楽しく、常にネガティブな人は常に不安で不快でしょう。実に単純な話ですが、私たちの心のありようが、私たちの人生をつくる、ということです。

私たちは誰しも、自分の人生を素晴らしいものにしたいと思っているはずです。少なくとも私はそう思っています。そして、自分が想像したことが起因となって、想像した通りのものが創造されるはずだと信じています。自分にとって幸福な状態をイメージし、実際にその幸福な状態をつくり出す、という意味から、私は「想像（image）し、創造（create）する」を人生のモットーとしています。

自分こそが、自分の人生の創り手である――。当然と言えば当然のことですが、そのことを実感している人がどれほどいるでしょうか。

こう考えると、好ましくない状態を人のせいにしたり、社会の責任にばかりはしていられません。**自分の境遇を引き寄せたのは自分なのです。**結果には必ず原因があり、その原因は自分自身の思い、イメージ、言動であり、自分が選んだものなのです。

そう思えば、試練が起きても落ち込むことはありません。むしろ、試練が起きるのはある意味当たり前で、「自分が人生に仕掛けた地雷が、いつ起爆するのだろうか」と思いながら、いわば楽しみにしているところもあります。

「目の前の死」を受け止めるということ

より明確な人生観を構築するきっかけになったのは、福島大学教授だった飯田史彦さんが翻訳を手がけた『**生きる意味の探求**』(グレン・ウィリストン、ジュディス・ジョンストン共著・徳間書店)でした。連隊長になる直前くらい、40歳頃に読んだ本ですがとても大きな衝撃を受けました。

心理療法の一つである退行催眠によって、過去の記憶から問題点を洗い出すことによって、トラウマの原因や、「なぜ自分がそれに苦手意識を持つのか」に向き合うことができるとする内容です。

「自分は何のために生きているのか、人生とはいったい何なのか」を見つめ直す一助になり、さらには筆者らが多くのカウンセリングを経験する中で「人間はひとつの意識体であり、何度も生まれ変わり、時代や国、人種や境遇の異なる多様な人生を自らの選択で体験していく」「そしてその過程には一貫したいくつかの目的があり、その達成のために学び努力することが、真の生きる意味だ」と考えるようになった、といいます。

私はこの考えに刺激を受け、自分の人生観、死生観を構築していきました。永遠の命である私たちは、人生という名の教室で自分が選んだ両親のもとに生まれ、自分で設定した修行に取り組んでいる。これが人生なのだと。これが本章の結論ですが、私の人生観、物語の核を占める部分とも重なります。

そして、死ぬことに関しても、決して悲しむことではない。この世での修行を終えて、あの世へ行って、また新たな命として生まれてくる。私自身は無宗教ですが、輪廻転生については信じています。いや、信じているというよりは、「そう考えたほうが、死に対して過剰に恐れずにいられる」といったほうが正しいかもしれません。

「死んだらそれでおしまい」「永久に無の空間をさまよう」となれば、死を恐れる気持ちにもなるでしょう。

他者の死、たとえば震災で命を失った乳飲み子、ウクライナでロシア兵に惨殺された子供たちの運命を「あまりにも哀れで受け入れがたい」と思うのは当然のことです。しかしそれでも、「あの世」はきっとある、「転生」がきっとあり得るのだ、と考えていれば、病気で苦しんでいた人の死は、苦痛からの解放とも解釈できます。ある意味ではドライな見方かもしれませんが、それは私にとっては非常時や大事な人の死に際してもパニックを起こさずにいられる強さにもつながっています。

実際、私は父が亡くなったときも、母が亡くなったときにも、悲しみや寂しさはありましたが、取り乱すことはありませんでした。特に父の場合は長くパーキンソン病を患っていましたから、むしろ死によって父は肉体の苦痛から離れ、自由な世界へ旅立ったのだと解釈しました。死は誰にでも訪れるもので、悲しむべきことではないのです。少なくとも、自分が壊れてしまうほどに悲しみすぎてはいけないものだと思っています。

本書で繰り返し述べていることですが、特に自衛官にとって、死生観は重要な要素です。自衛隊は１９９０年代頃から、国際貢献活動を行うようになりました。海外に行くことが増え、これまでの自分が持ってきたものとは異なる文化や価値観に直面することになりました。自衛官自身の視点もグローバル化することになったのです。

そして何よりも大きいのは、実戦が行われている環境下に叩き込まれる可能性が高くなった、という変化です。生死を分かつような状況に、実際に身を置くという覚悟を持つ必要が出てくるようになったためです。

現在でも、ウクライナでは実弾が飛んできて、兵士だけでなく民間人が大勢命を落としています。その中には、幼い子供もいる。女性がレイプされ、男性はまさに拷問、虐殺というほかない扱いを受けているケースもあります。

そういう状況では、誰もが「どうしてこんな目に」「この人たちが生まれてきた意味は何だったんだ。こんな目に遭うために生まれてきたはずではない」と思うでしょう。しかし、それでも彼ら、彼女らの人生には意味があったのだと信じることで、他者の理不尽な死に向き合う私自身の心はいくらか救われるのです。

生きる意味、自己犠牲について教えてくれた名作『塩狩峠』

他の職業よりも死について考えざるを得ない自衛官、特に防大出身者の間で三浦綾子『**塩狩峠**』（新潮文庫）はよく読まれています。小説のモデルになった事件が起きた塩狩峠は北海道の上川町にあります。第2師団・第3連隊の隊長を務めていた頃、家族で塩狩峠を通ったこともありました。

物語の内容は、明治末年、北海道旭川の塩狩峠で、列車事故が発生した際、自らを犠牲にして大勢の乗客の命を救った鉄道職員である一青年を描いたものです。生きることの意味、自己犠牲とは何かについて深く考えさせられる作品です。

『塩狩峠』に限らず、私は三浦綾子さんの作品や随筆が好きでよく読んでいました。小説では特に『**氷点**』（朝日文庫／角川文庫）が好きで、登場人物のひとりである「陽子」の名前を娘につけたほどです。

第2師団長の頃、三浦綾子さんの夫である三浦光世さんがまだご存命でしたので、生家でお話しさせていただいたこともあります。三浦綾子記念館で、第2師団長として講演せていただいたこともあります。「陸上自衛隊の第2師団長がなぜ、三浦綾子について講演を？」と驚いた方も多かったようですが（笑）、三浦綾子さんは左翼的・リベラル派という表面的な評価とは違って、人間を本質的に追求された方だと思っています。

三浦綾子さんはこう書いています。

「人生とは他との戦いではなく、自分自身の中にうごめく、わがまま、怠惰、勝ち気、冷淡、さまざまのよからぬ欲望との戦いである」

あるいはこうも書いています。

「どんな悪天候の日でも、その雲の上にはきらきらと太陽が輝いているのだ。その太陽を見失ってはいけない。希望は失望に終わることはない。たとえどんな絶望状態にあっても、希望を持ち続ける限り、人は生きる力を得るのだ」

これは『夜と霧』のフランクルの思想にも通じるところがあります。三浦文学の根底にはキリスト教があり、綾子さん自身がイエスの教えにより最愛の人の死や数々の病との戦いなど、苦難を乗り越えてきています。

私はクリスチャンではなく、信仰は持ちませんが、三浦文学によって救われるところは大きくありましたし、また多くの悩める人をこれからも救っていくのではないかと考えています。

複雑な思いで見る「愛読したロシア文学」と「現在のロシア」

ほかにも、文学作品に人生観を養われました。学生時代には時間があるからと多くの本を読みましたが、特に好きなのはドフトエフスキーやトルストイなどのロシア文学です。

特にドフトエフスキーの作品では、様々なタイプの人間が登場します。問題ばかり起こす長兄、冷徹で合理的な次兄。ドフトエフスキーの描く人物で最も好きなのは『**カラマーゾフの兄弟**』（新潮文庫／光文社古典新訳文庫）のアリョーシャで、「このような人物になりたい」と思わせる魅力があります。

カラマーゾフ家は家長の父親が妻に逃げられたり、後妻をもらったりする中で、母親の違う息子たちがカネや女を巡って醜い争いを繰り広げる物語です。その中にあって、三男アリョーシャは修道院に入ることを選ぶ真面目な青年で、肉親の和解のために人生を捧げているようなところがあります。

『カラマーゾフの兄弟』は、人生の根本問題を扱い、難しい問題に対して筆者なりの答えを提示しているからです。人生の目的は何か、人はなぜ生まれ、生き、死んでいくのか。愛とは何か。なぜ人と人との間には争いが生じるのか。こうした問題を真正面から取り上げているところに、強く惹かれるのです。

トルストイの作品では**『復活』**（岩波文庫／新潮文庫）のソーニャに惹かれました。『復活』は若い侯爵・ドミトリィが陪審員として出席した裁判で、自身がかつてもてあそんだ若い女性・カチューシャが被告人になっていることを知ります。

手違いでカチューシャが死刑判決を受けることになったところで、ドミトリィが罪の意識に目覚め、カチューシャを救うために奔走するという物語です。ソーニャは侯爵の叔母で、優しくて気立てのいい女性です。

私は現在、ロシア・ウクライナ戦争の情勢分析を行っていますが、ロシア文学にずいぶん影響を受けた身としては国際法を無視してウクライナを蹂躙する現在のロシアを、複雑な思いで見るほかありません。

「信仰心のない人間は信じられない」と言われた日

私自身は文学や哲学書などによって構築した、自らの強い人生観を指針としているのですが、それでも信仰を持つ人からすると「無宗教者は根無し草」に見えるようです。

私が自衛官としてドイツに留学していた際に、交流のあった韓国人将校がいました。あるとき、彼から「君の宗教は何か」と聞かれ、「自分は宗教は持っていない」と答えたところ、「ならば俺はお前を信用しない」と断言されたのです。

韓国社会はキリスト教徒が多く、これは欧米社会でも同じです。東南アジアや中東ではイスラム教徒、インドではヒンズー教徒など、世界の多くの国や地域では、確固たる信仰を持つ人々が暮らしています。そうした世界から見れば、宗教心の薄い日本人はまさに根無し草に見えるのでしょう。

先の韓国人将校も「信仰なくして、お前自身、あるいは日本人の考えの根本にあるのは何なんだ。根っこも信念もない、哲学もない人間を、信じることはできない」と言っていました。

これは世界的に見れば、ある意味当然の考え方でしょう。歴史的に見ても、クリスチャンが十字軍を結成したり、イスラム原理主義者が宗教心を駆り立ててテロ行為に及んだりしてきましたし、日本でも戦国時代には、一向宗の門徒たちが「たとえ死んでも極楽に行ける」という覚悟で一向一揆を行い、その死をも恐れぬ姿勢に各地域の大名たちが手を焼きました。

宗教の根底には、「死後どうなるか」、つまりあの世の存在を説くことで、「死の恐怖を和らげる」作用があります。だからそれが強さにもなる。特に命を懸ける場面を想定しておかなければならない軍隊であれば、なおのことです。

しかし私は、確かに宗教心や信仰心は持ち合わせていませんが、自分なりの死生観、人生観を持っており、それは信仰に匹敵するくらい強い「物語」だと考えています。

あの世はあり、いずれ転生する。今生では幼くして命を落としたかもしれないが、次の世ではまた違った人生を送れるはずだ。そして人生は自分で選んだものであるという強い信念が、人生を支えています。実際にそうであるかどうかは誰にも確かめようがありませんが「そうである」と思うことで、救いを見出すことができるのです。

ノートルダム清心女子学園の理事長だった修道女・渡辺和子さんの**『置かれた場所で咲**

きなさい』（幻冬舎）という本がベストセラーになりました。渡辺さんは9歳の頃、昭和11年に起きた二・二六事件で、目の前で父親である渡辺錠太郎大将を殺害されるという痛ましい経験をされています。

その後、36歳の若さでノートルダム清心女子大学の学長に就任しますが、若さゆえの重責に苦労を重ね、うつ病を患ったこともあったそうです。そうした困難を乗り越えたうえで書かれた『置かれた場所で咲きなさい』に、多くの人が救われたと思います。

私は渡辺さんとも面識があり大変尊敬する方のひとりではありますが「置かれた場所で咲きなさい」ではなく、「自分で選んだ場所で咲きなさい」が適切だと思っています。というのも、「置かれた場所で咲きなさい」というメッセージには「神が与えた運命をまずは受け入れるべきだ」という真意が込められているからです。キリスト教の聖職者である彼女の信条からすれば当然のことです。しかし私の信条は「人生は自分が選んだものである」というものです。誰を親として、どの国のどの時代に、どの性別で生まれてくるか。これらもすべて自分が選んだものであると考えれば、自分の人生に徹底的に責任を持たざるを得ません。

「置かれた場所で咲く」という発想は、『夜と霧』のフランクルとは違うものです。フランクルは人生を徹底的に肯定します。彼は自分の不幸を神の責任にはしません。「いかなる人生も生きる価値がある」と解釈することにより、その苦難を克服していく。人生で起きる様々な厳しい出来事を誰の責任にもしない、自分だけの人生観、自分だけの物語により乗り越えていきます。つまり、私の人生観とは、厳しい人生を生きるための誰にも強制できない、私だけの物語なのです。

信仰の有無にかかわらない「試練が人間を成長させる」という考え方

こうした捉え方の違いはありながらも、私は第2師団長時代に渡辺さんに部隊での講演をお願いしたことがあります。その際、渡辺さんはしばしば使われる「苦歴」という考え方についてお話しされました。

人生において大事なのは学歴でも経歴でもなく、どのような苦労や試練に遭遇し、それを克服してきたかという「苦の歴史」だというのです。

「人間が人間になってゆくためには多くの挫折、苦しみ、悲しみを重ね、乗り越えなければならない」

「人生にとって大事なのは倒れないことではなく、起き上がること。そして起き上がることによって強くなることだ」

これには私も同感です。自衛官はもちろん、誰であっても人生で様々な苦しい状況に遭遇することは避けられません。しかし、自己の成長において試練は必要不可欠なものでもあります。

渡辺さんと私では、この「試練」が運命や神が与えたものであるか、自分自身が選んだものであるかという大きな違いがありますが、それが自分自身を成長させるものである、というところでは一致しています。

「すべてが自分の選択の結果である」という私の人生観は、あまりにも厳しいものだと感じる人もいるかもしれません。他人や社会、運命などに責任を転嫁せず、すべてを受け入れる必要があるからです。誰もが受け入れられるものではないでしょう。

しかし何人たりともこうした私の人生観を変えることはできません。私自身はこの人生観＝物語に救われているからです。その意味では、宗教の代わりになっています。

ここまでにも触れてきたことですが、指揮官が情緒的に不安定になるというのは、軍隊にとって最悪の事態です。有事は言うまでもありませんが、平時においても精神的に不安定な人間はパワハラやセクハラに及んだり、酒を飲みすぎて健康を害したりと、いいことがありません。そして問題の多い指揮官がいれば、その下にいる部下にもメンタルに不調を抱える人が増えるのは当然のことです。

指揮官の立場にある人間は、大きな物語、つまり信念や人生観を持たなければなりません。そして、誰よりも自己研鑽が求められるのが指揮官という立場なのです。

自分自身の「哲学の散歩道」を見つけて歩く

信念や死生観の話が続きましたので、少しテクニック的なことも、私なりにお話ししておきましょう。

下園さんが第1章で「疲労の3段階」というお話をされています。「疲労」は重要なキーワードで、疲れた状態からいかに心身を回復させるかは、私にとっても大切な観点でした。

まず寝ること。無理をしない、徹夜をしないこと。

もうひとつは、エネルギーを充足させることです。これは物理的なものだけではありません。趣味や目標を持つことで自らエネルギーを発生させる方法もあるでしょうが、私の場合は周りからエネルギーをもらうことを意識していました。

ケリー・マクゴニガルという健康心理学者が『**スタンフォードの自分を変える教室**』（大和書房）でグリーンエクササイズの重要性を述べています。グリーンエクササイズとは、疲れた人間、エネルギーが落ちてしまった人間が、森や林に行って森林浴をすることで植物からエネルギーをもらうという発想です。

緑が少ないところでも、散歩をするだけで絶大な効果があります。私は散歩を長く実践してきて、精神的に参って各地区の病院に入院している部下にも、「なるべく歩きなさい」とアドバイスしてきました。

もちろん、歩くこともできないくらい心が衰弱してしまった人には、別の手段が必要になるでしょう。しかしその手前であれば、歩くことで救われる部分は必ずあります。

ドイツ留学時代にも感じたことですが、欧州の人たちはとにかくよく歩きます。散歩といっても「ちょっとそこまで」という程度のものではなく、2時間、3時間と歩くのです。ドイツの古都ハイデルベルクには「哲学の道」がありますが、これはゲーテのような詩人や、多くの哲学者や学生らがこの道を歩き、思索にふけったことに由来します。

私自身も函館、伊丹、市谷、朝霞といった**それぞれの勤務地の周りで自分なりの「哲学**

の道」を設け、早朝と夜の1日2回、ウォーキングすることを習慣にしていました。

時には汗を流しながら、時には雪の中を白い息を吐きながら歩くことは、健康にいいのはもちろんのこと、メンタルにも実にいい影響がありました。歩くことで悩みが消え去り、心は鎮まり、行き詰まった仕事も解決策が浮かんでくるからです。

短時間の瞑想でも心のエネルギーは充填できる

マクゴニガルは瞑想の重要性にも触れています。私も瞑想をしますが、そのときにイメージするのは宇宙からエネルギーをもらう、という発想です。自分自身が大いなる宇宙の一部である、そしてエネルギーをもらうことで、心身が回復する、癒される、満たされるというイメージです。

陸上幕僚監部に勤務していた頃は、あまりに忙しくてまさに寝る間もないほどでしたが、なぜか私はゴルフや囲碁、テニスにも手を出して、家庭をほっぽり出して仕事と趣味に勤しむことになってしまいました。すると当然、あちこちが疎《おろそ》かになり、手が回らない部分が出てきます。まず、家庭での問題が生じてきたのです。

妻がサポートしてくれたので事なきを得、そのおかげで今でも頭が上がりませんが、当時、そこで答えを求めたのが瞑想でした。

歩いているとき、仕事の合間、少し疲れたなと感じたとき……いつでもすっと目を閉じて、エネルギーを回復する。**寝られるのであれば寝たほうがいいですが、短時間の瞑想でも十分、エネルギーを充填することは可能です。**

瞑想の効果を感じたことのない人には分かりづらいかもしれませんが、ただ目を閉じて宇宙とつながっている情景をイメージするだけでいい。「そんなことで疲労が回復するのか」という声もあるでしょうが、これは古代から多くの人々が実践してきたことです。

また、光に満ちた明るい未来を想像させるようなセルフイメージを持つことも大切でしょう。これも先に紹介したアンソニー・ロビンズの手法に似ているところがあります。

また、さかのぼれば平安初期の仏僧である最澄は**「一燈照隅《いっとうしょうぐう》　万燈照国《ばんとうしょうこう》」**という言葉を残しています。これは「ひとりひとりが自分の身近の一隅を照らす。それだけでは小さいあかりかもしれないが、その一隅を照らす人が増えていき、万のあかりとなれば、国全体を照らすことができる」という意味です。

まさに自分自身が光となり、世の中の片隅を照らすイメージを持つ。そしてその光が集まれば、世界全体を照らすことができると考える。瞑想の際にはこの最澄の言葉を思い描いていています。おのずと、他者に対する感謝の念も浮かんでくるはずです。

政治家の中には中曽根康弘さんや安倍晋三さんのように、禅寺に行って座禅を組む習慣を持っていた人もいます。また、若い世代でも、アスリートや、シリコンバレーの技術者たちの中には禅や瞑想の重要性を重んじる人が少なくありません。

これは心を穏やかにすることで、エネルギーを充填するとともに、感覚を研ぎ澄ませ、頭をクリアにすることで判断能力を高める、という狙いがあるのでしょう。

実際、クリエイティブな能力、直観力も高まる。**いつでもどこでも、少し疲れたな、頭が回らなくなったなと感じたら目を閉じる。それだけでいいのです。**

特に現代社会は、少し集中が途切れるとついスマートフォンを見てしまいがちです。子供から大人まで、ともすれば寝る瞬間までSNSや動画を見てしまう。これが心身に対する非常に強い刺激になり、かえって疲れてしまうことも多いのではないでしょうか。

時にはスマホを見ないデジタル・デトックスの時間をつくって、緑の中を散歩したり、瞑想をすることでメンタルを保つことをお勧めします。

いつでもどこでもできる呼吸法と瞑想

前述した『スタンフォードの自分を変える教室』の原題は『The Willpower Instinct』で、直訳すると「意志力の本能」となります。これは私が第2章でふれた潜在意識にも通じる話ですが、マクゴニガルは衝動のままに行動し、目先の欲求を満たそうとする自己と、衝動を抑えて長期的な目標のために行動しようとする自己の間で揺れ動くのが人間だ、と分析しています。

矛盾に満ちた人間の意志力を高めるために何が必要か。これは下園さんのメソッドや私の実践と通じるところがありますが、いくつかご紹介しましょう。

まず**呼吸のペースを意識的に遅くしてみてください。**目安は1分間に4〜6呼吸です。つまり5〜8秒で吸って、5〜8秒くらいで吐くわけです。

最初は静かにゆっくりと長く息を吐ききります。息をしっかり吐き切れば、吸おうと意識しなくても空気は自然に肺に入ってきます。こうすると呼吸は自然に腹式呼吸になります。いつでもどこでもかまいません。朝晩数分でもいいし、思いついたときに30秒程度でもいいのでやってみましょう。少しイライラしている、疲れている、というようなときには10呼吸だけでもいいのでやってみてください。副交感神経が優位になり気持ちが静まります。

そして瞑想の習慣化。瞑想というと座禅を組んでというイメージですが、私もやっているように、**職場のデスクで、あるいは電車に乗っている時などいつでもどこでも、背筋を伸ばして目を閉じ、呼吸に意識を集中するだけで十分です。**

マグゴニガルは「自分を知ること」も勧めています。自分がどのようなときに自制心を失うのか。何に対して怒りや不満を覚えるのかを知り、失敗のパターンを知ることで、それを成功への戦略に変えることを説いています。

さらに自分がどういう誘惑に弱いかを知り、それを受け入れたうえで無理に抑え込むのではなく、**怒りや不安を「10分間だけ」辛抱して待ってみる**ことを勧めています。自分を知ることはセルフコントロールの第一歩です。

そして、**失敗した自分を許すこと**。許さずにいるほうが自分をコントロールできているような気がしますが、「失敗してしまった」という罪悪感は、次にまた誘惑に負けてしまう原因になることもあります。むしろ自分の失敗にもっと思いやりを持つことが、むしろ同じ失敗を避けることにつながります。

そしてお手本にしたい人、つまり**ロールモデルを持つこと**です。いつも心に思い浮かべ、「あの人だったら、こういうときはどうするだろうか」と考えることで、自分を成長させるのです。

マクゴニガルの指摘で心に残るのは、思考、感情、要求を無理に抑え込もうとするのは逆効果で、かえって自分がどうしても避けたいと思っていることを考えたり、感じたり、行ってしまうというものです。

よく言われることですが、「ゴリラのことを考えないでください」と言われると、それまでまったく考えていなかったゴリラのことばかり頭に浮かんでくるはずです。

自分に厳しくしても、意志力は強くなりません。**「自己批判は常にセルフコントロールの低下につながる。自分への適切な思いやりが、やる気の向上や自制心の向上につながる」**という言葉は重要です。

視点を変えるだけで「心」は大きく変わる

テクニック的手法のもう一つは、**リフレーミング**という手法です。講演する際によくこ

リフレーミング

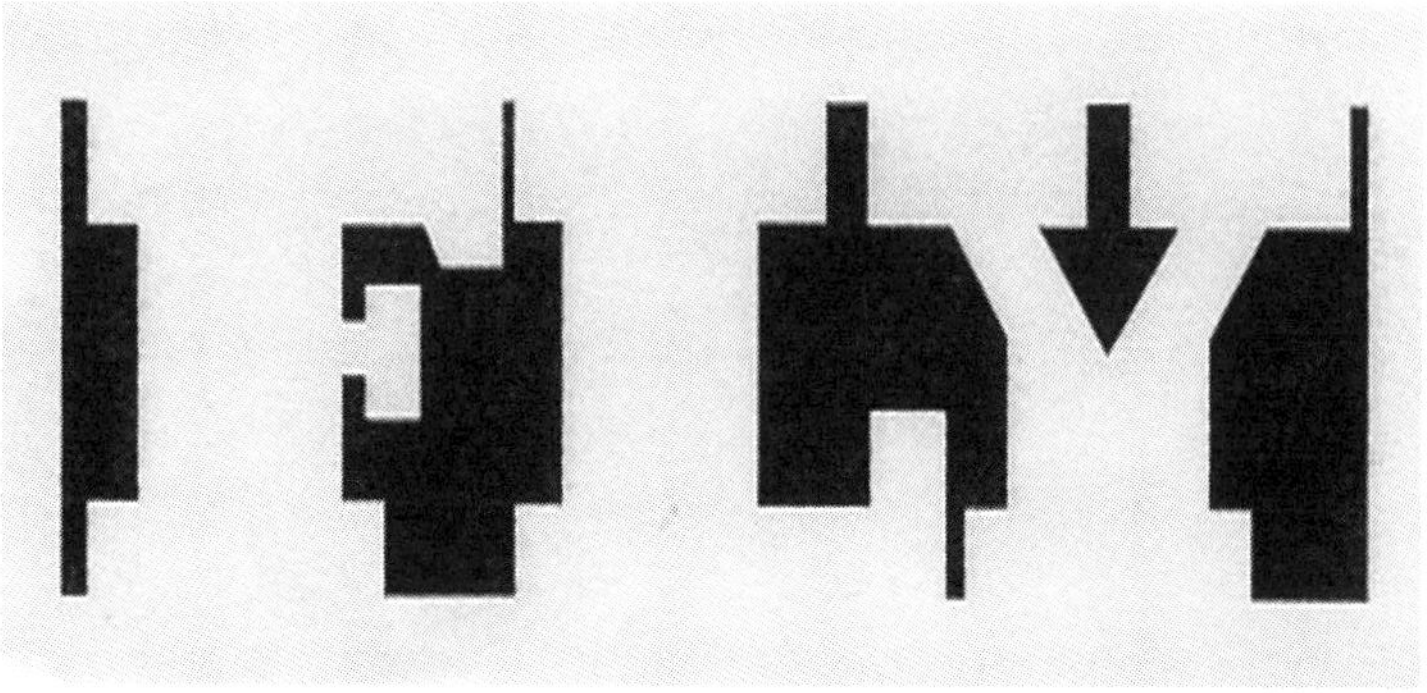

の図を使うのですが、黒い部分に注目するか、白い部分に注目するかでこの図の見え方が変わってきます。黒い部分を見ると矢印や、さまざまな図形のようですが、白い部分だけを見ればＦＬＹという文字が見えます。

これがリフレーミングで、同じ現象でも認識や見方を変えることで、受ける印象や行動が一変するというものです。

たとえば軍隊が「我が部隊はこれまでとは逆の方向に進撃する」と兵士に命じることがありますが、「逆の方向に進撃する」は、「退却」とも言い換えられます。しかし「退却する」と言ってしまえば兵士のモチベーションが下がり、指揮や作戦の遂行に影響します。

私がよく引くのは、エジソンの言葉です。電球のフィラメントを発見するまでの過程を**「失敗ではない。うまくいかない方法を1万通り発見したんだ」**と表現しました。これはまさに認識、物事のとらえ方を変えるリフレーミングの大切さを物語っています。

私が、自分が受ける人生の困難や課題、試練を「自分を成長させるために自分が選びとってきたものだ」と捉えるのも、このリフレーミングの一種です。

「どうして私だけがこんな目に」「理不尽だ」と恨むよりも、「自分が選んだ困難だから、克服できる力も自分には備わっているはずだ」とリフレーミングすることで、自分にとって都合のいい思考を持つことができるのです。

自衛隊で鍛えられたコミュニケーション能力

もともとコミュニケーション能力が低かった私が、全人格的に鍛えられたのは自衛隊という組織に入ったおかげです。家族からは今も「唯我独尊」と言われてしまう私が、曲がりなりにも相手の心が分かる、悩みを打ち明けてもらう、そして自分の伝えたいことを相手に伝える能力など、様々な部分を鍛えることができたのは、自衛隊という組織に入ったからこそです。

また、何よりも自衛隊にいたからこそ、「いかに生き、いかに死ぬか」という根本的な問題を突き詰めて考えることもできたのだと思っています。

その一端を隊員たちにも知ってもらいたいと思う気持ちもありながら、「究極の人生観を持つだけで問題は解決するはずだ」という私の考え方を押しつけるつもりもありません。

私のような考えを持つリーダーの下では、かえって悩んでしまう部下もいるかもしれません。「そんなにポジティブに考えられません」「確たる信念、死生観を持て、なんて難しい」と。

けれども、下園さんが繰り返し説明したように、人間はひとりではないのです。周囲の人間もひとりではない。いろいろな考え方、あるいは書物から学べることは多いはずです。

大事なのは、何事もバランス。たとえば、私は自分の「信念」を自分の人生の大きな武器にしました。自分自身のメンタルを保ち、人生をよりよく送るための備えだと思うからです。

しかし誰もがそうした備えを、自分ひとりですぐに身につけられるわけではありません。

だからこそ、下園さんの「技術」が求められるのです。

第5章

個人、社会、組織が持つべき「自らの物語」

渡部悦和×下園壮太

カウンセラーの仕事は、クライアントの「物語構築」をサポートすること

渡部　自分の精神、メンタルの健康を保つために必要な、大きな人生観や世界観といった戦略と、健康なうちに身につけておくべきトレーニングという作戦、そして実際の場面でストレスを回避したり、軽減したりするための戦術――。こうした本書の全体像が、ここまでを通じてかなり見えてきたのではないかと思います。

下園　私は作戦と戦術の部分の解説を担当しましたが、実は私たちのような他者のメンタルヘルスを担当する人間は、自分にとっての物語、ここでいう戦略を持たないようにしている部分があるのです。

なぜなら、相対する相手の、それぞれに違う物語（戦略）を作るためのお手伝いをする必要があるからです。

カウンセラーが「いや、あなたはこう思うべきだ。私はそうしている」と言っていては仕事になりません。相手のメンタルを回復させ、あるいはこれ以上落ちないように寄り添い、物語を構築する手伝いをするためには、あまり強固な世界観を持っていないほうが都

合がいいのです。

一方、渡部さんのようなリーダーは、強い物語でみんなを引っ張っていかなければなりません。「あの人は一体何を考えているんだ」「ピンチになったら俺たちを放り出して逃げるんじゃないか」と思われては部隊指揮が成り立ちませんので、ブレない強い物語を持ち、それを部下たちにも普段から伝えておくことが重要になります。

渡部　私も現役時代はそれぞれの立場において、訓示を行ったり、部隊のＨＰに「総監の独り言」「師団長の独り言」などというコーナーを設けて、本書でお話ししたようなことの一端を公開してきました。指揮官がどのような価値観に基づいて何を考え、何を追求しているのかを隊員に知ってもらうためです。

下園　人は信念や物語を持つものですが、その強固さはそれぞれです。私は、物語の強固さや用途に応じ、借り物理論、自分理論、相手理論、一般理論の４つに分けています。

借り物理論というのは、「フランクルはこう言っています」と他者の言葉や有名なエピソードを引いて、ただ紹介するだけの人です。しかしこれはいわば借り物の段階で、単に知識として「誰それがそう言っていた」というだけ。まだ自分のものにはなっていません。

よく、人生観を養う、あるいは怒りの感情をコントロールするために仏教を学ぶ人がいますが、単に「仏教の教えはこう説いている」と言っているだけでは、これはやはり借り物にしかすぎません。

一方、2つめの自分理論は、まさに渡部さんのように、様々な経験から自分の中で一定の論理ができ上がっていて、それに基づいて行動できるものを指します。借り物理論で人生観を語れる人は少なくありませんが、渡部さんのように自分のものにするところまで突き詰め、論理として高めている人はそういません。

先の仏教の事例で言えば、その教えを十分に自分の中で咀嚼し、実際に自分の人生観を変えられる段階、つまり自分理論にまで昇華していればいいのですが、なかなかそう簡単ではありません。

大体、お坊さんだって寺や山での修行を経て、生活の自由が極度に制限された状況に長く身を置いて初めて自分のものになったのであって、「学べばすぐ、使える」というたぐいのものではないでしょう。「無私の心」「おのれを捨てる」というのも、厳しい修行ののちに達成できるものであって、おいそれとできるものではありません。

3つめの相手理論は、相手の理論を重視する立場です。これはカウンセラーのスキルとして、「相手が自分理論を作るお手伝いをする」ことを伝えるときによく使う区分です。

これを意識していると、相手の感受性や経験を尊重し、「あなたの言う通りですよね」「なるほどそう考えるんですね」と柔軟性を持って支援できるのです。

そして一般理論は、不特定多数の対象のうちのターゲットに向けて、「一般的にはこうなります」と説明できるコンセプトに仕上げることを指します。本を書いたり講演したりするときは、多くの人に受け入れられそうなより客観的な自分理論を練り上げます。

渡部 なるほど、信念（物語）といっても、目的により特性が変わるのですね。

下園 はい。また、**この「物語」はトラウマティックストレス、つまり惨事に直面した際に受けた心の傷に対処する際にも重要になります。これは宗教に代わるものとして、ケアの一つの手法になるものであることを実体験から見いだしました。**

たとえば同僚隊員が自殺してしまったケースでは、多くの隊員がこのトラウマティックストレスを抱えることになります。駐屯地や基地で隊員が命を絶った場合は、第一発見者になってしまうこともあります。

最近ならば、2023年6月に岐阜市内の陸上自衛隊・日野基本射撃場で起きた銃乱射事件なども、同僚隊員に大きなトラウマを残しているはずです。

渡部 信頼すべき仲間であるはずの隊員が事件を起こしたのですから、衝撃は計り知れないものがあるでしょう。

下園　当然、不安を軽減するためのカウンセリングやミーティングが行われていると思います。

私の場合は「同僚の死」に直面した自衛官たちのショックを和らげるための**「自殺・事故のポストベンション（事後ケア）」**の場面に、200回以上、関わりました。

そこで驚いたのは、同僚たちの自責の念の強さです。「私が彼の苦悩に気付いてあげられていたら」というものから、「自分があの時、『頑張ればなんとかなる』と声をかけてしまったのがよくなかったのではないか」などという後悔を抱えているのです。

渡部　責任感が強い人ほど、そうした思いに駆られるのでしょうね。

下園　そこで私たちのチームはこうした同僚たちにそれぞれ話を聞き、不安を少しでも軽減できるように努めます。彼らは「もしかして自分のせいでは」「何かできたのでは」と思っており、他人にはなかなか打ち明けられません。しかしそのことで、「悪いことをしたのに黙っている」という「嘘をついているという自責の念」までが重なり、自分を追い込んでしまうことになります。

カウンセラーは秘密を守ることを保証し、まずは話をしてもらう。それだけで少しは気持ちが軽くなります。しかし、これだけでは不十分で、多くの人が「彼はどうして死んだのか」という理由を求め、それが分からないからこそ、「自分のせいかもしれない」と自責の念を強めてしまうのです。

こうした**自責の念は、実は人間の本能に由来するものです。**様々な脅威に囲まれていた原始時代から、「次なる脅威を避けるためにはどうしたらいいか」を考えるよう、人間はプログラムされています。それが生かされれば「対策を講じる」ことにつながりますが、個人としては根強い自責の念として残り続けることになるのです。

メンタルダウンした人を癒やすための「物語」の必要性

渡部　第1章でお話しした、私が総監時代の連隊長で、災害派遣後に命を絶った隊員も恐らくそうだったのでしょう。「次はうまくやらなければ」と思う気持ちが、「今回はうまくいかなかった、もっとうまくできていれば……」という自責の念につながって、自分を責めることになった。

下園　そうなのでしょうね。そこで物語の力が必要になります。私のチームは多くの人から聞き取りを行って、心理学的、精神医学的な観点からも総合的に考えて、「なぜ彼は自殺に至ったのか」を客観的に説明します。それは次のようなものです。

「亡くなった○○さんは昨年秋頃から調子を崩していて、当時行った心理テストでもうつ状態にあったことが分かっています。今年に入って、暑さによって体力が奪われ、さらには自宅の改築などもあり、心労がたたって心身ともに消耗していたようです。しかし彼はそれを表に出さないので、職場では気丈に振る舞っていました。しかし、実際にはうつ状態だったのです。

こうした状態であったにもかかわらず、彼は災害派遣に出かけました。自分の調子が悪いことはひた隠し、責任感の強い彼はここでも先頭に立って、不眠不休で働いていました。上司は少し休むようにと言いましたが、彼は頑として現場を離れませんでした。任務が終わったときには、達成感もあったのでしょう、皆さんと楽しく宴席を囲んだと聞いています。

しかしその翌々日から体の不調を訴え、あとはご存じの通り、出勤すると家族に言い残して、自ら車を運転し、行方不明になりました。

残された遺書には、皆さんへの謝罪の気持ちと、責任を果たせない自身への情けなさがつづられています。典型的なうつ状態です。うつ状態は以前から相当深刻な状態になっており、災害派遣の行動だけで自殺になったものではないと思われます」

こうした話を聞けば、「自分のせいで」とか「災害派遣を命じたのが悪かったか」「助けてあげられなかった」などと思い込んでいる同僚たちの自責の念をかなり和らげることができます。「少なくとも、自分ひとりのせいではなかった」「いろいろなことが重なってしまって、こうなったのだな……」と。

もちろん、これは周りの人の話や、本人の遺書から想像し、読み取った物語にすぎません。しかし、人が大きな出来事を乗り越えるときには、どうしても「ある程度まで納得できる物語」が必要になるのです。

渡部　これは物語の有効な使い方ですね。私も「人は死んでしまったからといって、それで終わりというわけではない」「どんな人生にも、生きる価値はある」「そのとき迎えた死も、自分が人生という道場で決めた運命である」という物語を信じていることで、救われてきました。

下園 物語の力は大きいですよね。

渡部 私は安全保障の分野である認知戦の観点からも、「ナラティブ（物語）」の影響や力に注目しています。

たとえば現在、ロシアが自国の侵攻の正当性を国民や国際社会に訴えるために、「ウクライナはネオナチの集団や西側諸国に牛耳られており、ロシアの安全や存在を脅かそうとしている」などと発信しています。

こうした物語、つまりナラティブを発信して、軍隊をはじめ多くの自国民に、さらには他国にさえも「その通りだ」と思い込ませることで、自国に有利な状況をつくり出そうとしている。つまり人の認知を支配することによって戦況を有利にしようというのがロシアの狙いです。

人間の脳内だけでなく、宇宙やサイバーといったあらゆる領域で展開する「オール・ドメイン戦（全領域戦）」はこの21世紀の戦争、安全保障では見逃せない要素ですが、そのひとつであるナラティブは、うまく使えば、いい意味での国民の意思統一のような大きな話ばかりではなく、傷ついた人の心の癒やしにも使える、ということですね。

下園 はい。渡部さんのような強いリーダーが発信する自分理論、つまり「物語」に感銘を受け、渡部さんをロールモデルとして自分の人生を全うしようと思う人がいるのも、物語の力です。**有事の際、多くの部下たちはこうした確たる「物語」を持った渡部さんのような司令官についていくでしょう。しかしどうしても、ついていけなくなる人が出てきます。そうした人は私のようなメンタルヘルス専門の隊員が支える、というのが組織としては最適なありかたでしょうね。**

メンタル教官がメンタルダウンした理由

あとはＴＰＯです。戦争でも、戦況や周囲の状況に合わせて、大戦略に基づいて練られた作戦を完遂するために、状況に合わせて戦術や技術でカバーします。メンタルも一緒です。いろいろな武器、技術を知っておいて、何が一番自分に合うか、ピンチのときに何によって状況を打開するかを選べる状況にしておかなければなりません。

生身の素のメンタルで頑張れる人は問題ありませんが、やはり防御のための装備や対処法が必要です。そしてこれが本当の「メンタルの強さ」につながるでしょう。

普段は平気な人でも、震災に遭って家を失った人からすれば、「頑張れば必ず報われる」

という物語が破綻した状態になります。

そこから「もう一度頑張ろう」と立ち上がれる人はいいですが、「一生懸命建てた家が一瞬で失われた」ことにショックを受け、さらには少し高台の知り合いの家はまったく無事、というような現実に直面すれば、これまで信じ切っていた「努力は必ず報われる」という物語が完全に崩壊してしまう人のほうが多いでしょう。

こうなった直後に、いくら新しい物語、より強い物語を説いても全く響きません。たとえば、もっと悲惨な経験から立ち上がった人の例を挙げて「あなたも頑張れる」などと励ましても、ほとんど効果がないのです。むしろ、よそ者の言葉として反感を持たれます。だからカウンセリングという手法で、本人の思いを聞き、少しずつ次の物語を作り上げていく。相手理論を一緒に探すのです。新しい物語は徐々に紡《つむ》がれます。その過程がうまくいくと、いわゆるレジリエンス（回復力）が発揮されていくのです。

渡部　私が考える、「真に強靭なメンタル」と同じですね。ストレスを受け流し、仮に弱ってしまうことがあっても、しなやかに回復する、という。

下園さん自身も、メンタルがボロボロになったことがあったんでしょう。

下園　「メンタル教官がメンタルをやられたのか！」と言われてしまうのですが、実は経験があります。心理幹部として走り出した矢先、2001年9月11日に同時多発テロが起き、「自衛隊もついに実弾を持って海外に派遣されるかもしれない」という危機感が高まりました。

当時の陸幕長が「もしものときに、うちの隊員のメンタルは大丈夫か」と気にされて、コンバットストレスを解消する取り組みを本格化したのです。全国を回って、ストレス回避やメンタルコントロールの教育をして回りました。当時はまだ、「信念を持て」ならいいほうで、「気合でどうにかなる」とか、「メンタルの教育などしたら、メンタルへの影響を恐れるあまり、むしろ隊員が弱くなるんじゃないか」「下園は部隊の足を引っ張っている。言うことを聞かないほうがいい」と言われることもありました。

渡部　まだそういう時代だったんですよね。

下園　はい。しかし私自身は「このときのために学んで知識や経験を蓄積してきたのだから」と張り切って一生懸命動き回ったら、いつの間にか、しかしあっという間に消耗していたのです。いわば燃え尽き症候群ですね。いくら知識として他人のメンタル管理のメソッドを紹介していても、自分の事態の変化にはまったく気付かなかったんです。

渡部　自衛官は全員、メンタルについて学ぶために下園さんの本を読むべきだ、と思っていたのですが、ご自身では気づかなかった、と。

下園　職場での疲労はもちろんですが、その頃私生活も大きな変化がありました。家を建て、パソコンを買って、初めての出版もあって……。それぞれのできごと自体は、「つらいもの」ではなく、すべて喜ぶべき状況です。マスコミにも出るようになり、自分のやってきたこととの必要性を分かってくれる上司もいて。

しかしだからこそ、実は疲れていることに気付かなかったんです。一緒に部隊を回るチームには精神科医も2名いましたから、私に何か変化があれば気付くはずだという楽観もありました。

ところがある日、ドーンと落ち込みが来た。頭では分かっているのに、「いや、まさか自分がそんなことにはなるまい」と否定していたんです。講義する前に食べたものを吐き戻してしまったこともあり、明らかに普通ではないのですが、自分をごまかしていました。「ちょっと疲れているだけ」「変なものを食べたんだろう」と。しかし最後は、講演ができないどころか、その場にへたり込んでしまったのです。

このときはメンタルヘルスなどを扱う、陸上幕僚監部の服務室という部署にいたので、周囲の理解があり、しっかり休ませてもらいました。当時は「メンタルヘルス担当のトップが潰れた」と言われて、その分野では笑い話になりましたが（笑）。

目標は「意味があり、具体的かつ達成可能」なものでなくてはならない

渡部　人生の大きな戦略を描くべきだ、と言うと、具体的な目標を持つことが大事だと解釈する人もいますよね。「自分は5年後にはこうなっているはず、10年後はさらに成長しているはずだ」と書いて眺めることで、ある種の自己暗示をかける夢日記なども、いわゆる自己啓発の世界では定番の手法になっています。

私には合っていると思いますが、これについて下園さんはどうお考えですか？

下園　そうですね、多くの人をサポートしていると、それがうまくいく性格とうまくいく状態があると思います。**楽観的に考えられない人、責任感が強すぎる人は、高すぎる目標を持つのは避けたほうがいいと思います。またいつもはそう考えられていても、先の私のようにうつ状態になると長期目標は負担となり、むしろ自分を責める材料になってしまいます。**

「こんなふうになりたい」と思い描くことで、達成後の輝ける自分のイメージなどを前向きに考えられ、実現するための気力が出る場合はいいのですが、そうでない人（状態）の場合は夢や理想と現実のギャップに悩むことになりかねません。

つまり、現状と目標との距離感が重要なのです。今のその人にとって、遠すぎる目標は総合的にマイナスに働きがちです。

では、適切な距離感の目標をどう作ればいいのか。

実は自衛隊では、**「目標設定の3条件」**を教わります。渡部さんも私も、中級幹部の時代に叩き込まれた概念です。

◎自衛隊の「目標設定3条件」

1 目標に意味があること
2 目標が具体的であること
3 達成可能な目標であること

まず1つめは、その目標に意味があることです。誰しも「無駄なことはやりたくない」

と思うものなので、何のためにそれをやるのか、それをやることでどのような効果があるのかを明確にすることで、適切な目標設定ができるのです。

いくら訓練好きな自衛官でも、「この訓練をやることに何の意味があるのか」「何を目標にこの作業を重ねているのか」が分からなければ、効率も成果も上がりません。

2つめは、具体的であることです。何となくぼんやりと「国を守る」「人の役に立つ」という目標だけを掲げていても、普段の行動を評価できませんし、達成度を測ることもできません。

ダイエットでもそうですが、単に「痩せてきれいになる」というだけではモチベーションは保てませんし、効果も上がりませんが、「まずは夏までに3キロやせる」という具体的な目標を立てれば、そのために何をすればいいかも浮かんできますよね。

そして3つめは、目標が達成可能なものであることです。人はできそうもないことにはエネルギーを使いたくないし、実際、力も出ません。高すぎる目標は避けるべきですし、低すぎる目標も意味がありません。簡単にできることには、努力するエネルギーが働きません。

「努力すれば達成できる」と感じられる目標こそ、達成のためのエネルギーが湧いてくる。

実際、**心理学の実験では「成功確率5割」という課題が、最も人間の自発的行動を引き出す、と言われています。**

渡部　なるほど、目標達成の難易度、まさに目標までの距離感ですね。

下園　はい。高すぎる目標、崇高すぎる理想は、無意識のうちに人にストレスを与えます。自衛隊のような軍隊組織が3つのステップを重視しているのは、**意識的にこうした段階を踏まないと、人間は「無意識の理想目標」に支配されかねない**からでしょう。こうした無意識の目標は具体性がなく、達成不可能なレベルに達してしまうことも少なくありません。

例えば「誰が何と言おうと、とにかくきれいにならなくては」という、具体性のない高い目標を掲げてしまうと、少し痩せた、あるいは「最近きれいになったね」と褒められたくらいでは目標達成とはならず、より一生懸命努力します。そのうち体重が少しでも戻ることを恐れるようになり、過剰な食事制限をしたり、化粧や服装に少しでもぬかりがないかと不安に駆られるようになります。

こうした不安に駆られて、拒食や過食などの摂食障害になってしまう若い女性は少なくありませんが、こうなると「最近ちょっと顔色が悪いよ、だいじょうぶ?」などと心配してくれる周囲の人の声もマイナスに受け取り、「もっと頑張らなければ」「きれいでない自分には価値がない」などと思い込んでしまうようになります。自信を失い、自己嫌悪や後悔にさいなまれることになり、不安に押しつぶされてしまうのです。

渡部　渡辺和子さんのお話の中で、いい考え方だなと思うのは、「ふがいない自分を受け入れる」ということです。そのことの重要性を花にたとえて、このように書いています。

「私はタンポポ。周りにはバラやカトレアが花を咲かせているが、タンポポとしての自分を受け入れる。タンポポはタンポポの花を咲かせるが、それは素晴らしいことである。タンポポはバラになれないが、バラもタンポポにはなれない。惨めな自分、ふがいない自分を受け入れる。自分を見捨てることなく、自分を大切にする」

いい言葉ですよね。他人や、自分の理想の姿と過度に比較して落ち込んだり、自分を責めるのではなく、あるがままの自分を素直に受け入れることで、多くの不幸が避けられるのではないかと思います。

下園　自分自身が掲げた理想がストレスとなり、「理想の姿になれない自分はダメだ」と押しつぶされてしまうのは避けたい。しかし目標がないとやる気も出ない。目標をどの程度に設定するかというのは、かなり難しいテーマです。

自分を客観視し、努力できる程度の目標をまずは目指す。「それほど高い目標、理想ではないけれど、まずは達成できた」という経験を積み重ねることが自信につながります。
そして適切な難度で、目標を再設定することを繰り返す。

目標設定は大砲の「最大発射速度」と「持続発射速度」のバランスで

下園　私は理想目標にとらわれている人には、大砲の弾の射出速度を例に説明しています。

渡部　これまた自衛隊らしいたとえですね。

下園　読者の皆さんのために解説すると、大砲の性能というのは、**最大発射速度と持続発射速度**という2つの数値で表されます。

最大発射速度は、とにかく弾を入れて射撃する動作がどのくらい早くできるかというもの。しかし大砲の筒は短時間内に連射すると熱を持ってしまい、すぐに壊れてしまいます。

そこで戦場では射撃の間隔を開け、適宜、筒の温度を下げながら長く打ち続けるための持続発射速度も表示されています。

最大発射速度で連発していれば、確かに火力は強いものの、長続きしません。下手をすると大砲が壊れてしまう。場面に応じて、最大発射速度と持続発射速度を使い分ける必要があるわけです。まさに「バランス」が必要になる。

渡部さんが得意な陸上競技にたとえることもあります。**短距離走と長距離走**をイメージしてもらいます。人間には、ものすごいスピードで、集中力を高めて短期間に力を発揮しなければならないときもあれば、長期的にモチベーションを保って、地道に達成すべき目標もあります。時には短距離走も必要ですが、心身ともに消耗が激しいため、無理して長く続ければ人間であっても壊れてしまいます。

渡部　3・11の震災の後、『夜と霧』以外にも死生観に関する何冊かの本を読みました。その中で、チベット仏教の僧であるソギャル・リンポチェの**『チベットの生と死の書』**（講談社＋α文庫）は本当に参考になりました。

まさに死生観そのものを問う内容で、「死とは何なのか」「来世はあるのか」「死んだら人はどうなるのか」「死を恐れないためにはどうすればよいのか」といった疑問に答えています。

リンポチェの言葉でとても印象的だったのは、「青い空を想像してみよう」で始まる一節です。

「青い空を想像してみよう。広々とした、そもそものはじめから清浄な空。心の本質の在

り方は、このようなものなのだ。しかし、生まれながらに備わっている本質が闇に包まれている。心の本質はあなたの顔のようなものなのだ。いつもあなたと共にあった。私たちの心と仏の心は一つだ」

人間には本来、仏性や神性がすでに備わっていて、真っ青な空のように一点の曇りもない状態を保っているのでしょう。しかし普段の生活の中で抱える様々な悩みや不安によって、その空は厚い雲に覆われた状態になってしまう。しかし青い空は厳然として存在するのです。私たちにとって必要なことは、そのことを常に認識し、雲を消していくこと。そういうイメージを自分と重ねていくことが重要です。

下園　そんな物語があれば、理想目標が独り歩きしなくても済みそうです。第3章でご紹介した「いいところ探し」にも通じますね。空を見て、「青い、きれいだな」と思えるうちは、心はまだまだ大丈夫、という感じでしょうか。

防衛省のマークは「メンタルトレーニングの姿」でもある

渡部　下園さんのS-Gimのお話などを伺って、また自分の人生観とも重ね合わせてふ

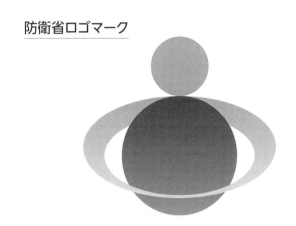

防衛省ロゴマーク

と思ったのは、「防衛省のマーク」こそ、自衛隊という組織にとって、さらに人の原点ではないかということです。防衛省のマークは、世界を抱え込むイメージです。

イメージは重要です。自分の子供や家族、家庭を包み込むイメージを常に持っていれば家庭内は安心でしょう。同時に部隊でも、困っている人がいれば問題ごと包み込んでやる。「こいつだけは許せない」というような相手に対しても、慈悲の心で包み込むイメージで接してみる。これによって、人間関係にいい影響があるのではないでしょうか。

もともとは「防衛省・自衛隊が国家を守り、国際貢献を果たす」という意思をイメージ化したものだと思いますが、あるべき自衛隊の理想であるとともに、隊員個人個人のメンタルトレーニングの究極の姿のようにも感じています。

下園　なるほど、そう言われてみればその通りだと感じます。イメージというのは本当に大事です。それこそ1970年代、80年代は自衛隊に対する風当たりは強く、私たちが若い頃も防大や自衛隊の制服で外を歩いていたら石を投げられる、という状況でした。だいぶそれは変わってきて、国民からの後押しもあり、実際の任務になればかなり動けるのではないかと思います。

しかし治安出動、つまり「間接侵略その他の緊急事態に際して、一般の警察力をもっては、治安を維持することができないと認められる場合」には、外敵ではなく国民に対して銃を向けざるを得ない状況もあり得ます。

この葛藤は自衛官にとっても大きいし、国民にとっても大きいでしょう。私はいわゆる侵略などに立ち向かう任務については、自衛官はやれるという自信がありますが、治安出動に関してはまだ自信が持てません。その時、自衛官のメンタルはどうなるのか。国民からの評価はどうなるのか。

メディアや評論家、学者は、自衛隊といえば「憲法九条」の問題に目が行きがちですが、現場自衛官の関心はむしろこちらにあります。あるいは治安出動ではなくても、「災害派遣で助けてくれる親切な人たち」だった自衛隊が、「敵と戦い、殺傷する人たち」という別の姿を見せた場合、国民はそれをどう思うのか。制服姿に石を投げられた時代からは変わりましたが、実際に何らかの事態が起きた後、国民感情やメンタルをどうケアするのか、ここは長期スパンで考えなければならない問題です。

自衛官も市民も有事を前提とした「平時」からのメンタルケアこそが最重要

渡部　現在の安全保障環境から考えれば、自衛隊がより厳しい現実に直面することもあり得ます。まさに現在、ウクライナはそうした事態の真っただ中で、しかも1年半にわたり、戦争が続いています。兵士のメンタルをどう支えていくのかは、現在も、戦争が終わってからも大きな課題になるでしょう。

下園　戦時中の悲惨な体験を、戦後にどう処理するか。これは軍隊にとっても実は盲点で、「戦うために、戦闘中はローテーションを組んで休ませ、また前線に戻ってもらう」ことに関しては一定の蓄積がありますが、終わったあとのことに関しては別の議論が必要になります。

前述の通り、米軍がベトナムやイラク、アフガニスタンなどの戦闘でPTSDを患った兵士のケアに頭を悩ませていますが、米軍の場合は出かけていった先の戦場の話。一方、ウクライナは国が戦場で、兵士と国民が同時に疲弊し、国土自体が荒廃しています。戦争が終われば、休む間もなく国を復興させなければならない。

兵士として戦っている人たちはいわば働き盛りの男性が多いですから、戦争が終わったあとは、国の復興にもかかわってもらわなければなりません。

するると、単に「戦って勝って、敵を自国領から追い出した」というだけではなく、いかに心身ともに傷つかず、戦争を終えて、復興や自分の人生にかかわっていくのかというところが、重要な視点になると思います。

渡部　まさにその通りで、2022年2月24日にロシアが侵攻を開始してから、ウクライナでは軍隊経験のないアマチュアの人たちが訓練を受け、曲がりなりにもここまで戦っている。劇的な変化を我々は目の当たりにしているわけです。

下園　1年半戦い続けるのは、とてつもないことです。私自身は、この21世紀の現代に、「長期戦」はあり得ないと思っていました。これだけ世の中が相互依存的になり、情報もあり、人命に対する倫理感も向上してきていますから。予想外の長期戦に、言葉を失っています。

渡部　人間にとって一番きついのは、悲惨な状況がいつ終わるか分からない、ということです。だからこそ、早く終わらせなければならないのですが、ロシアに妥協したかたちで終われば、さらなる悲劇を招き入れることになります。

自衛隊にしても、有事になればある程度、戦うことはできる。しかし戦争が長引いて疲労が蓄積されてくれば、心身に様々な問題が起きてきます。世論の変化もあるでしょう。ウクライナの場合は世論が軍や政府を後押ししていますが、日本の場合はどうなるか。偽情報によって世論と政府、自衛隊を離反させようという動きも出てくるでしょう。

震災時には世論の後押しがあったから乗り切れた自衛隊も、世論が離れてしまうようでは戦えないかもしれない。これもメンタルの問題と同様に、戦争になる前に解決法なり、対策を見出して訓練しておかなければなりません。

「事に臨んでは危険を顧みず、身をもって責務の完遂に務める」

そう宣誓して自衛隊に入隊している自衛官にとって、死生観の確立は避けて通れません。「自分はいかに生き、いかに死すべきか」を毎日の生活や勤務を通じて考え、自分の物語……つまり人生における大戦略を持ってほしいと考えます。

下園　有事には多くの人のメンタルに影響が出ます。社会的な疲労の段階が第2段階、第3段階になってくると、目の前のことに対処するだけで精一杯になり、周囲や全体への配慮ができなくなります。被害者意識を強め、傷つきやすくなっているので、他者に対しても攻撃的になります。そういう人が増えてくると、このSNS社会ではどんな影響が出るか、計り知れません。

渡部　隊員のメンタル、あるいは市民のメンタルは、ひいては認知戦の領域にもかかわってきますから、有事の際にもパニックにならず平常心を保つ、メンタルを健康な状態に保つ技術や戦略は必要不可欠です。

本書の議論や具体的な方法論が、その一助になることを切に願っています。

おわりに

ワニ・プラスさんの提案で、自衛隊のスターである渡部さんと、自衛隊のメンタルヘルスについて語り会える時間を持てて、本当に楽しかったです。

私自身は、メンタルヘルスについて数多くの書籍を著していますが、そのほとんどは、長年自衛隊のメンタルヘルスに携わってきた経験で得た知識やスキルのうち、一般の方々にも応用できるものを、紹介したものです。自衛隊についてを中心にお話しできる機会は、それほど多くありませんでした。

ところが、やはり自衛隊は、その組織や任務が独特のため、そのメンタルヘルスも一般のものとは違う部分があるのです。今回はその独自性の部分を、渡部さんと一緒に紹介できたのは私自身にとってもとても有意義な体験となりました。

これまで私が一般向けに紹介してきたのは、悩みに対する対処法がメインだったのですが、自衛隊では「戦場において任務を達成する」ためのメンタルヘルスを構築する必要があります。つまり、有事の際に命を懸けて戦えるメンタルを育てなければならないのです。そこには、渡部さんがこだわってきた「どう生きるか」という信念や物語が大きく関わってきます。信念があるからこそ、戦場という強いストレス環境下でも、落ちにくいメンタルをキープすることができるのです。とはいえ、戦場のストレスは異常に高い。どうしてもメンタルが落ちてくる隊員がいる。それを私が紹介したスキルで組織として救い、復活させていく。そんな自衛隊のメンタルヘルスの全体像をご紹介できたのではないかと自負しています。

対談を通じて、特に感じたのは、生き方の信念や、S-G·i·mのようなストレス対処のためのトレーニングが、やはり今の日本には必要なのだろうということです。

一般の方の中にも、心を鍛えたい、少しのストレスでくじけないようになりたい、そう感じる人は多いと思います。そして、S-G·i·mがその方法論の一つなのですが、私が退職後に、いろんなところでS-G·i·mを一般人向けにアレンジしたものを紹介し、取り組んでもらったのですが、そのときは「素晴らしい、続けたい」との感想をもらっても、しばらくしたら日常の忙しさの中で、継続的にトレーニングすることを忘れる人がほとんどなのです。皆さん、「今、このストレス対処スキルを鍛えなければ毎日が送れない」というわけではない、つまり、今、困っていないので、なかなかモチベーションを維持できないのです。

本書で紹介したように、S-G-imのようなスキルは知恵だけでは得られません、感情を動かし「慣れ」、つまり、回数を重ねて習得する必要があります。また、生き方の信念もいろんな仲間との共同の体験や議論によって洗練されていくものです。

必要だけど、なかなか個人だけでは、継続して習得することができない。そうなると、やはり組織や学校などで、教育の一つの仕組みとして訓練する場面をつくる必要があるのではないか……これが、渡部さんと私の共通認識でした。

私は、これからの日本人は、温暖化などによる変化、AIによる変化、年齢構造による変化など、従来以上のストレスにさらされていく、と思っています。

そのような強度のストレスに対抗するための自分なりの強い信念や、実戦的なストレス対処技術を、たくさんの人が身につけるべき時代になってくるはずです。

ひとりでは問題意識やモチベーションをキープできず、正しいノウハウを知ることもできないのであれば、学校や会社などの組織における反復教育によって、身につけていくのが合理的です。もちろん訓練はつらい部分もあるし、反復しなければならない面倒くささや、強制される不快などはあるのですが、その教育で得られる知識やスキルがその人の人生を、より楽で、より充実したものにするのであれば、やはり必要な体験だと思うのです。「鉄は熱いうちに打て」という先人の言葉が思い出される対談でした。

本書で紹介した内容を、まずは最も取り入れやすい、自衛隊、警察、海保、消防、学校、スポーツクラブ、部活動などの場で実践してみていただければ幸いです。

下園壮太

渡部悦和（わたなべよしかず）
元陸上自衛隊東部方面総監

１９５５年愛媛県出身。78年東京大学卒業後、陸上自衛隊入隊。外務省安全保障課出向、ドイツ連邦軍指揮幕僚大学留学を経て第28普通科連隊長（函館）、防衛研究所副所長、陸上幕僚監部装備部長、第２師団長、陸上幕僚副長。２０１１年東部方面総監。２０１３年退官。その後も多くのメディアで安全保障問題、ロシアウクライナ情勢の分析などの発信、発言を続ける。著書は『現代戦争論―超「超限戦」』『ロシア・ウクライナ戦争と日本の防衛』（ワニブックス【PLUS】新書）、『米中戦争』（講談社現代新書）など多数。

下園壮太（しもぞのそうた）
元陸上自衛隊衛生学校心理教官・メンタルレスキュー協会理事長

１９５９年鹿児島県出身。防衛大学校卒業後、陸上自衛隊に入隊。メンタルヘルス担当となり、自衛隊衛生隊員、レンジャー隊員にメンタルヘルス、カウンセリング、自殺予防、コンバットストレスコントロールなどを指導。イラク派遣にも同行。東日本大震災時は、派遣自衛官のメンタルヘルス施策全般への指示、現場指揮官等への指導にあたる。２０１５年退官後は自治体、企業などでの講演、執筆活動のほか、メンタルレスキュー協会インストラクターとして惨事後対処や自殺後アフターケアなどに関するトレーニングを提供。在職中に執筆した『自衛隊メンタル教官が教える 心の疲れをとる技術』（朝日新書）ほか著書多数。

折れない心を育てる　自衛隊式メンタルトレーニング

2024年2月10日　初版発行
2024年4月５日　２版発行

著　者　渡部悦和　下園壮太
発行者　佐藤俊彦
発行所　株式会社ワニ・プラス
〒150-8482　東京都渋谷区恵比寿4-4-9 えびす大黑ビル7F
発売元　株式会社ワニブックス
〒150-8482　東京都渋谷区恵比寿4-4-9 えびす大黑ビル
印刷所　中央精版印刷株式会社
デザイン／DTP　喜安理絵
カバーイラスト　はやし・ひろ
編集協力　梶原麻衣子

ISBN 978-4-8470-7390-8
https://www.wani.co.jp